写真が実証！

体は冷えるから太る

肥満は代謝ダイエットが決め手

冷えるから不調、
不調だから太る…
私の「冷え太り」脱出法

イシハラクリニック副院長・医師
石原新菜 Ishihara Niina

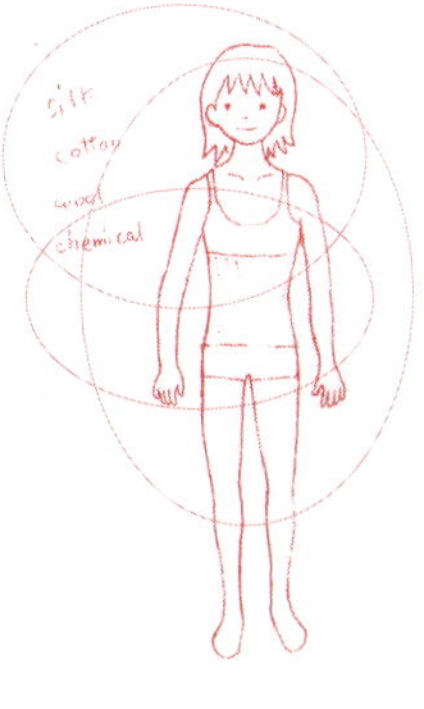

青萠堂

目次〔体は冷えるから太る〕

5章 体は必ず変わる、うれしい結果を出す十問十答
――すべての答えは「冷えとり」にある 213

〈プロローグ〉体ボロボロになって太った私が、成功した〝代謝ダイエット〟の実証

「もう少しヤセたい」

「体の不調、何とかならない？」

そんな悩みを抱えた女性たちが、日々、私のクリニックにやって来ます。つらいですよね。私自身、十数年前にありとあらゆる体調不良を経験したので、そのつらさはよくわかります。

でも、そこを乗り越えて、いまのすっきりボディと元気を手に入れました。だからこそ、どんなふうに生活習慣を変えれば、体をリセットできるかもよくわかります。

若いころは「この程度の不調なら、誰にでもあるわよね」と半ばあきらめてしまい

がちですが、それはダメ。誰だって、スリムに、健康に、元気になれるんです。

本論に入る前に、私がどうして太ってしまったのか、体調不良に陥ってしまったのか？……、「七百三十一日間の体ボロボロの研修医奮闘時代」のことをお話ししましょう。

三十六時間勤務で体がボロボロに

医学部を卒業して医師国家試験に合格した後、私は「新臨床研修医制度」の下、大学病院で研修をしました。

当初は二年間の研修を終えたら、大学病院の内科の医局に所属しながら、大学院で四年間研究をして博士号を取得し、内科専門医の試験を受けるつもりでした。しかし研修医として、現実に医療の現場に身を置いたことで、考えが変わりました。

「大学病院に残らず、西洋医学の治療だけではなく、東洋医学を取り入れた漢方や予防医学、自然治癒力を上げるための自然療法を追求していこう」

と決めたのです。

一番大きかったのは、自分自身が体調やボディラインを崩すなかで、「ベストな治療は自然療法にある」ことを、身をもって体験したことです。

何がつらいって、少なくとも週に一回、多いときは三回も「三十六時間勤務」があったことです。

たとえば日曜日が当直だと最悪！　日曜の朝から月曜日の夜まで通しで36時間働いて、火曜日は休みになることなく通常勤務で、水曜日にまた当直。木曜日の夜まで働いて……といったことの繰り返し。「二週間、休日ゼロ」なんてときもありました。

体がボロボロになって、当たり前ですよね。

私の場合、当直明けの夕方くらいに突然、変な動悸に襲われました。心臓が食道を通って、突き上がってくる感じ。イヤな汗もかきました。

それに、当直の夜はほとんど眠れません。それにもかかわらず、交感神経が高ぶっているせいか、当直明けの夜なのになかなか寝付けませんでした。

当直はだいたい三人体制。一番上は助手クラスの医師、真ん中が三～五年目の大学院の先生です。研修医は一番下っ端ですから、患者さんから「点滴がはずれた」「トイレで転んだ」「眠れない」「熱がある」「胸が苦しい」などの訴えがあると、すっ飛んでいかなくてはなりません。「よほどのことがない限り、一番上の先生を呼んではいけない」という不文律があったので、業務のほとんどが研修医に降りかかってくるのです。

もちろん、ゆっくり食事している暇はありません。おもにコンビニのお弁当とかカップ麺。当直の夜だけは先生のおごりで、出前を頼んでいました。どんぶりものや定食が中心ですが、気前のいい先生はお寿司や鰻重の「特上」を頼んでくれました。

それが楽しみと言えば楽しみですが、食事中もお構いなしにポケベルが鳴ります。そのため、「噛まずに飲み込んで、一気にかきこむ」習慣が身についたくらいです。

結果、私の体調はどうなったか。

頭痛、肩こり、めまい、吐き気、生理痛、生理不順、便秘、切れ痔、多汗症、巨大ニキビ……〝体調不良のデパート〟みたいな体になってしまったのでした。

生理が止まって、父にSOS！

それでも最初のうちは、軽く見ていたのです。「単に体調が思わしくないだけ。ちょっと太っただけで、病気でもないし」というふうに。

本気であわてたのは、生理が止まってしまったときです。実は私、研修医になってすぐに結婚したので、

「このまま放っておいたら、子どもが産めなくなってしまう」

と、ものすごく心配になったのです。すぐに父・石原結實にSOSを出しました。

折り返し送られてきたのは、十枚の腹巻きでした。それも、いまのようにおしゃれな腹巻きがなかったので、バカボンのパパがしているようなベージュのものです。次のようなメッセージが添えられていました。

「一日二十四時間、腹巻きをつけなさい」

「玄米を食べなさい」

「朝、人参りんごジュースを飲みなさい」

「生姜紅茶を水筒に入れて持って行きなさい」

「お風呂につかりなさい」

「運動をしなさい」

これら六つのことはどれも、実家にいた高校生のころまでは実践していたこと。高校を卒業してひとり暮らしを始めたときを境に、まったくやらなくなっていたのです。父には悪いけれど、「そんなことをしなくても、元気でいられるわ」と高をくっていた部分があったのかもしれません。

生活改善後、半年でみるみる健康に！

けれどももう、背に腹はかえられません。忙しさにかまけてさぼっていた〝健康習慣〟を復活させることにしました。

朝は人参りんごジュースを飲み、梅干し入り玄米おにぎりと、生姜紅茶入りポットを持って病院へ。また帰宅後は、どんなに疲れていても、お風呂につかりました。さらに時間を見つけて、区のスポーツセンターで走ることもしました。もちろん、父からもらった腹巻きは、入浴するとき以外はずっと身につけていました。

すると、半年後には生理が復活。〝デブ化〟に歯止めがかかり、体調もぐんぐん良くなって、健康体を取り戻すことができたのです。

それで心底実感しました、「本当に健康になったら、不調は何もない」ということを。

おそらく大半の方が「頭痛、肩こり、生理痛などは、あってもしょうがないよね」と思っているでしょうけど、それらは言ってみれば「未病」。体が確実に病気のほうに向かっている状態です。

そこに気づいて欲しい、というのが私の願い。いまは父のクリニックで、実体験を生かしながら、ダイエットならびに健康法の指導と治療に当たっています。

父・結實を師として

ここで少し、父・結實の話をさせてください。というのも私が医師を目指したのは、父という存在あればこそ。父娘の歩みがそのままいまの診療に生きているからです。思い起こせば、幼いころからちょっと具合が悪いと、父が脈をとったり、顔色を見たりしてくれました。そして「ちょっと弱っているね」と言い、薬を出してくれるのです。子どもも心にも「父親がお医者さんだと心強いな」と思ったことを覚えています。よく言われたのは、「お風呂に入って、よく温まりなさい」ということ。夏は四十一度、冬は四十三度くらいの熱めの湯に五～十分、顔が真っ赤になるまでつかったものです。同じことをいま、私は娘たちに言っています。

ごく幼いころは父のサナトリウムに住んでいたので、いつも患者さんといっしょにサウナにも入っていました。小学生にしてサウナとは、なかなかいい身分だったなぁと思います。「お風呂よりも疲れないな」とも感じました。いまも私は大のサウナ好き。ジムで運動した後に毎日、サウナを楽しんでいます。

あと、食べ物の好き嫌いがあったかどうかは、記憶がありません。おそらく父が「食べることは人間の本能だから、嫌いなものはムリして食べなくていい」という考え方だったので、好き嫌いを意識することがなかったのでしょう。

子どもって、生野菜が苦手ですよね。お母さん方は苦労して食べさせているようですが、子どもが食べたくないのならムリすることはありません。とくに冷え性の子どもは、本能で「体を冷すものは食べないほうがいい」とわかっているので、食べないだけ。何も心配することはありません。

妹がそうでしたが、冷え性の子どもは体を温める食べ物を知っています。だから味噌汁など、しょっぱいものを好むのです。やはり冷え性のうちの次女に至っては、生後十カ月のよちよち歩きのころから、生姜の酢漬けをガツガツ食べていました。ビックリしつつも、「体が求めてるんだなぁ」と微笑ましく見守っていました。

逆に長女は、筋肉質で体があったかいタイプなので、トマトなどの生野菜をよく食べます。

それはさておき、父は医学の道に進んだ私にとって、師匠のような存在でもあります。西洋医学を学び、研修医を終えてから、私は父のクリニックで〝修業〟をさせてもらったのです。

父について学ぶこと、丸々五年！　診察に同席してまず驚いたのは、患者さんの病気や不調を根本から改善を指導する、そのやり方です。

西洋医学の医師が患者さんの様子をあまり見ずに、コンピュータ画面と向き合って診察し、パターン化された薬を処方するのとは、まったく逆、父は丁寧に問診をし、患者さんに応じた漢方薬を処方します。たとえば、こんなふう。

「あなたのいまの状態は、水が溜まっていると考えられます。かなり体が冷えていますからね。食事はどうしてますか？　運動はしてますか？　あなたがいま教えてくれた生活習慣が、病気をつくったんですよ。すべてを変えなければ、健康を取り戻すことはできません。いいですか、原因のない結果はないんです。つまりいまの生活習慣が原因になって、結果として病気になったんです」

紙に図や文字を書きながら、生活習慣をどうあらためればいいかを、こと細かく説明するのです。

患者さんだって、「先生のいうことを聞いて、がんばろう」とやる気になろうというものです。実際、この間も久々にサナトリウムに行ったところ、末期ガンの患者さんが治療・療養を始めてもう十年になるのに、ピンピンしていました。

そんな父のそばにいて、私は「真に患者さんを思う医療」を学ばんだのです。もちろん、いまも実践しています。

少し長くなりましたが、私が推奨する方法は、言うならば冷え太り解消の「血流リセット・ダイエット」。血液をきれいにして、全身の血行を良くすることが基本です。ではこれから、みなさんに健康を維持・向上させる、とっておきの方法をお伝えしていきましょう。がんばらなくても大丈夫。キーワードは「楽ちん」です。

二〇一八年十月

石原　新菜

あなたの冷え太り体質・チェックシート

まず、あなたの生活習慣をチェックしてみましょう。そこから、〝冷え太り〟の「健康課題」が見えてきます。

水分のとり方は？

□ 一日に二ℓ以上の水を飲んでいる
□ 常に水やお茶などのペットボトルやポットを持ち歩く
□ 朝起きたら、必ずコップ一杯の水を飲む
□ 夜寝る前に、必ずコップ一杯の水を飲む
□ 運動後や暑い日、のどが渇いたら冷たい飲み物をがぶ飲み

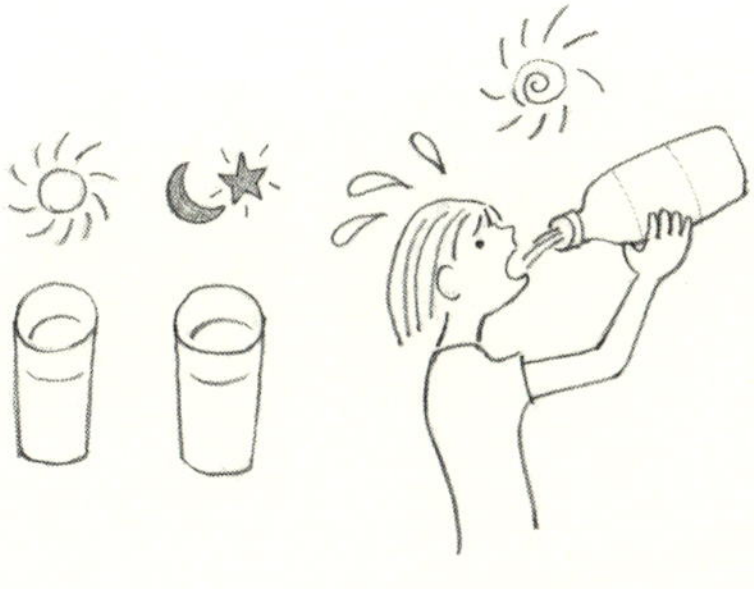

□炭酸系の飲み物が好き
□牛乳をよく飲む
□いつものどの渇きを感じる

＊チェックマークの数が多ければ多いほど、あなたは水分をとり過ぎています。水分とり過ぎは冷え太りのモト。チェックが一つも入らないのが理想的な水のとり方です。

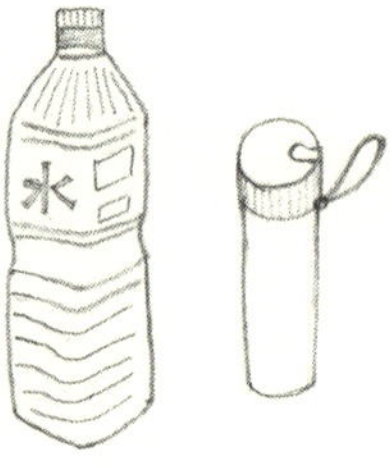

食事のスタイルは？

□一日三食、しっかり食べる
□空腹感がなくても、時間がきたら食事をする
□食事は常に満腹になるまで食べる
□一食はサラダだけですませるようにしている
□炭水化物は極力とらない

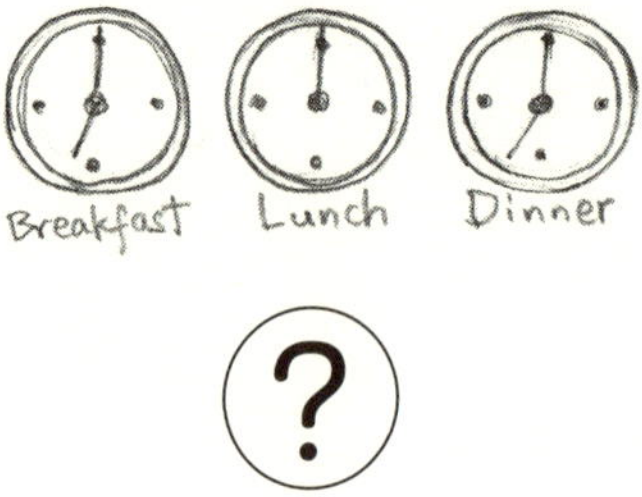

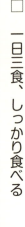

□ 塩分、油は控えめを心がけている
□ 白米、白パン、うどんなど、白い食べ物が好き
□ ストレスからやけ食いに走ることが多い
□ 甘いものが好き
□ 外食・コンビニ食が多い

＊チェックマークの数が多ければ多いほど、あなたの食生活は問題あり。食べ過ぎや栄養バランスの悪さなどから体調を崩しやすい。

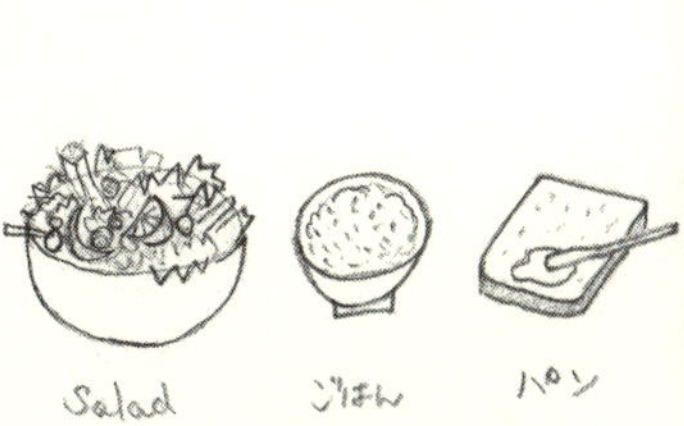

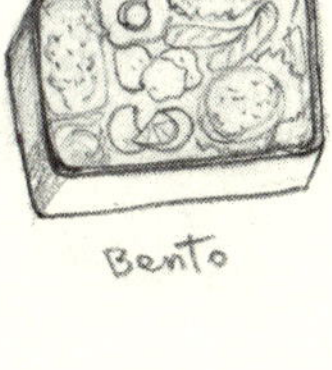

ファッションは？

□ 肌の露出の大きい服を好んで着る
□ 体を締め付けるくらい、きつい下着を身につけている
□ ハイヒールの靴で過ごす時間が長い

□ 冷房のきいた室内でも外と同じ服装でいる

□ 夏場は素足

□ 夏でも冬でも、基本、薄着

□ 重いバッグをいつも同じ側の肩にかけている、または手にさげている

＊チェックマークの数が多ければ多いほど、あなたのファッションは冷えを呼ぶものだと心得てください。

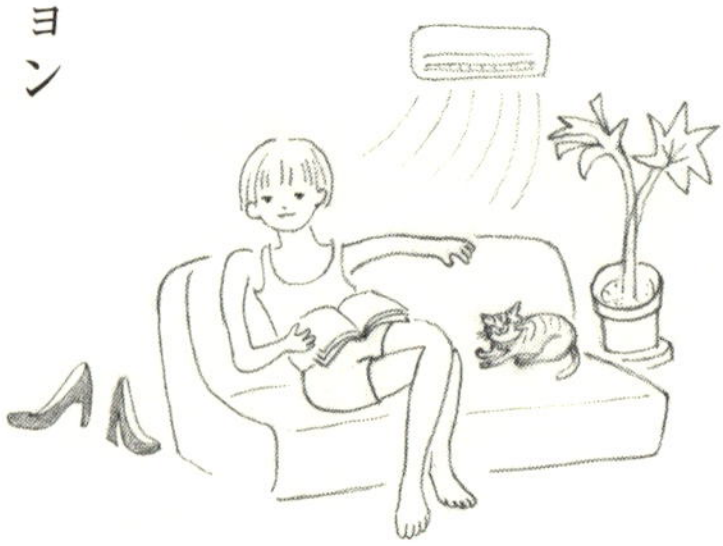

ライフスタイルは？

□ 夜更かしする日が多い

□ デスクワークが中心で、あまり体を動かさない

□ ＰＣやスマホと向き合っている時間が長い

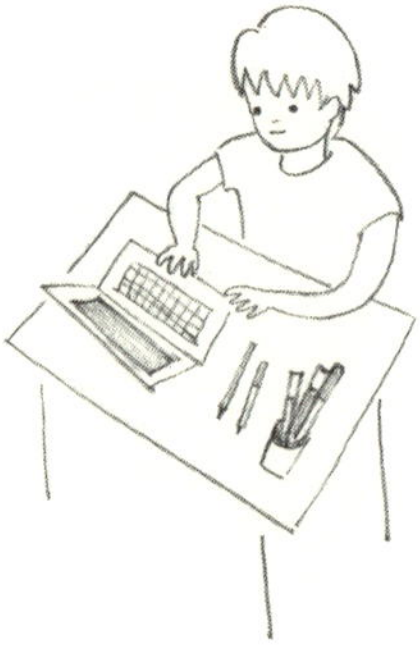

□運動は嫌い
□入浴はどちらかというと
シャワーですますことが多い
□なかなか眠れない日が多い
□ストレスがいっぱい
□階段は極力使わない
□家事労働は可能な限り機械に頼る
□笑うことが少ない
□心ときめくことが少ない

＊チェックマークの数が多ければ多いほど、不健康な暮らし方です。もっと体を動かして冷え太りを寄せつけない体に改善しましょう。

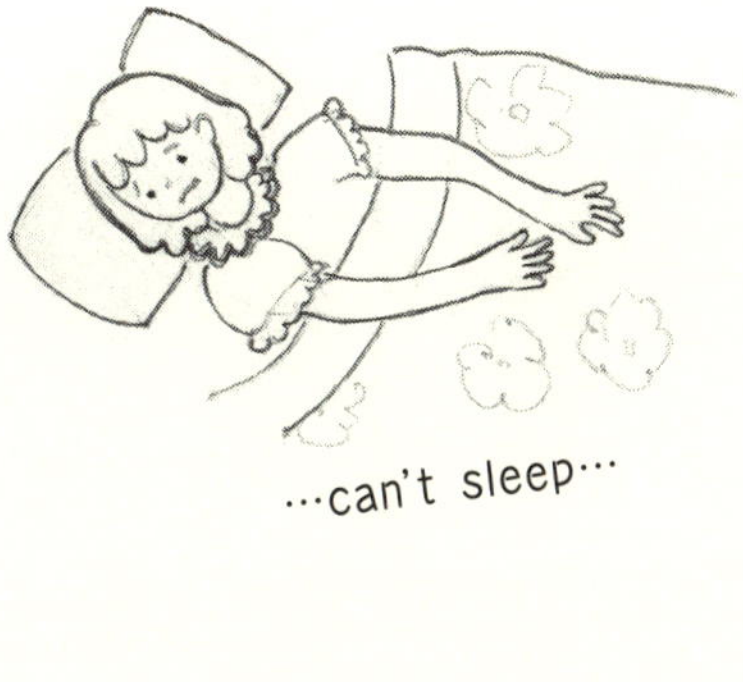

体質は？

□　平熱が三六度C五分以下
□　肩こり・頭痛がある
□　生理不順・生理痛がある
□　肌のトラブルがある
□　むくみやすい
□　しょっちゅう、イライラしている
□　便秘がち
□　よく下痢をする
□　太りやすい
□　疲れやすい

＊チェックマークの数が多ければ多いほど、水のとり過ぎ、冷えによる不調が心配されます。

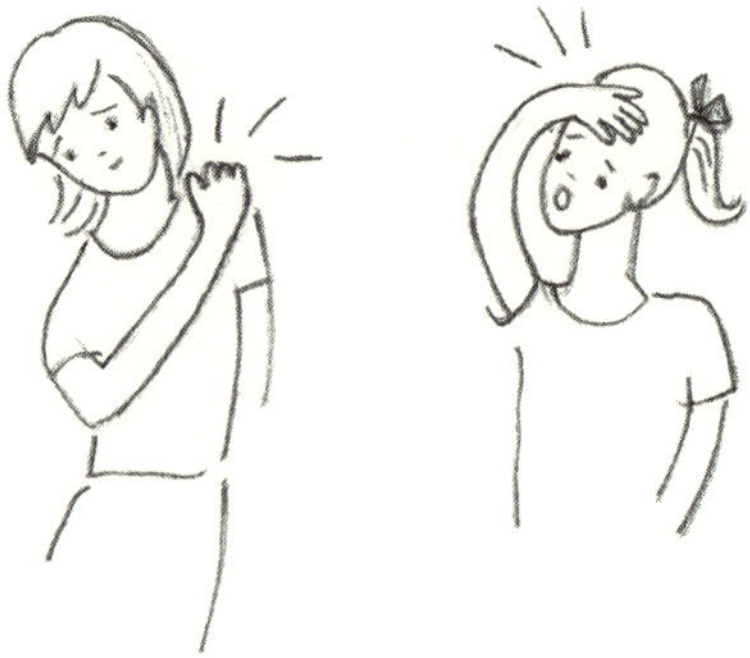

1章

三〜五kg、しっかり食べても「水出し」で落ちる

――肥満の〝悪玉〟は水分

ニーナの体験談

私は大学時代、「飲料がぶ飲み」で激太りした

「気がついたら、毎朝、人参《にんじん》りんごジュースを飲んでいた」
というくらい、私にとって朝の人参りんごジュースは「毎朝、必ず飲まなくてはいけない」ものでした。

たぶん子どもにも飲みやすいよう、りんごが多めだったと思います。人参嫌いの子どもって、多いですからね。

中学生のころに一時期、朝は少しでも長く寝ていたいこともあって、「人参りんごジュースなんて、飲みたくない！」と反抗したこともありました。もっとも父から、すごく怒られて、あえなく撃沈されてしまいましたが。

その人参りんごジュースを飲まなくなったのは、高校を卒業して実家を出たときからで

す。医学部受験に失敗した私は、決死の覚悟で「勉強漬けの浪人生活」に入ろうと、一人暮らしを始めたのです。

このころは脳が大量のカロリーを消費したせいか、体重は四十八kgまで落ちました。身長が百六十㎝あるので、ヤセ過ぎでしたね。

さらに大学時代の六年間、研修医時代の最初の半年間くらいも、〝人参りんごジュース抜き〟の生活。そのかわり、というわけではありませんが、大好きなコーヒーやビールをがぶがぶ飲んでいました。加えて、お風呂にも入らず、運動もせず……。

それで体重がなんと十kg以上オーバーの六十kgにまでなりました。まさに「激太り」したのです。かなりのぽっちゃりデブですよね。

このときに私は、体内の水分過剰によって「水太り」というものがあることを、体験的に知ったのでした。

参考までに、私の美と健康を奪った研修医時代の一週間を紹介しておきましょう。あと「論より証拠」で、私自身のスリム時代・デブちん時代の写真をご覧にいれます。

医時代の習慣スケジュール

曜日	木曜日	金曜日	土曜日
	病棟当直業務		外来当直業務
ぎに起床。フーを浴び、朝食は抜き		6時過ぎに起床。朝シャワーを浴び、病院へ。朝食はコーヒー1杯	
業務スター下18時ご、左に同じ	7時に業務スタート。以下20時ごろまで、左に同じ	7時に業務スタート。以下18時ごろまで、左に同じ	7時に業務スタート。以下18時ごろまで左に同じ
直業務		外来当直業務	病棟当直業務
カップ麺			
	イタリアンレストランでボリュミーな食事。ビールをがぶ飲み	コンビニ弁当で夕飯。飲むように食べる	出前で夕食。おすしの特上を飲むように食べる
	帰宅して、風呂も入らずにバタンキュー		

私をデブちんに

	日曜日	月曜日	火曜日
0時	病棟当直業務	就寝	病棟当直業務
～			
6時		6時過ぎに起床。朝シャワーを浴びて病院へ	
7時		コーヒーだけ飲んで、7時に出勤。入院患者の採血を点滴を行う。7時半病棟カンファ	7時に業務スタ 以下 20 時ごろ に同じ
8時	帰宅して仮眠。朝食は抜き	医師全員で入院患者を回診。手術があるとき（9時開始）は、8時15分には患者の方に手術室入り口まで付き添う。	
9時		診療ならびに手術のサポート	
～	（夜までダラダラ過ごすか、ジョギングなどで軽く汗を流す）		
15時	専門書を読むなど、医療の勉強に励む		
16時		1日分の雑用処理。全患者の点滴や薬のオーダー、検査のオーダー、点滴の入れ直し、書類書き、指示表び提出、CTやMRIの説明など	
17時		夕方の回診	
18時	家で和食の夕飯。ビール＆芋焼酎をがぶ飲み	病棟当直業務	
19時			
20時	月に1度あるかないかのくつろぎタイム	出前で夕飯。鰻重の特上を飲むように食べる	
21時			帰宅して、風呂も らず、夕食もとら に、ビールだけ飲
22時			でバタンキュー
23時			

60kg から 10kg 近くスッキリに成功！

〝冷えとり〟ダイエットをした後

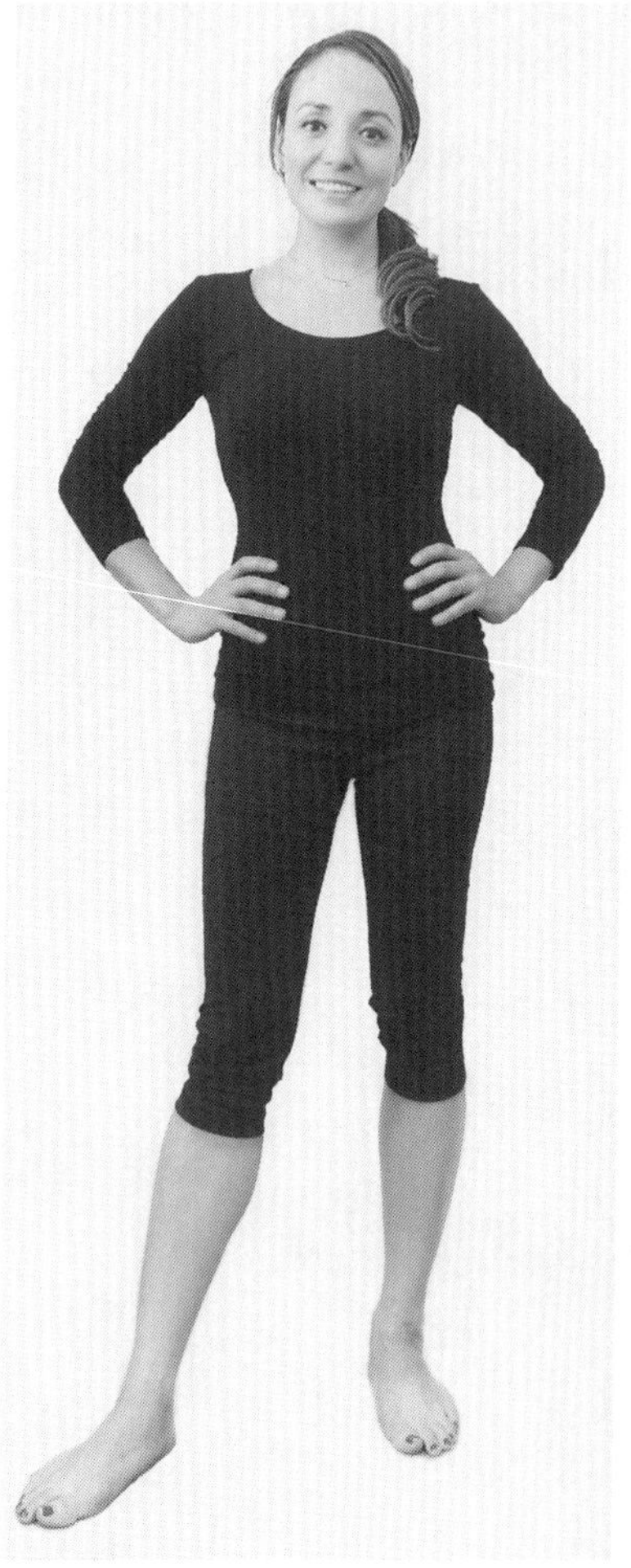

研修医時代のダイエットをする前

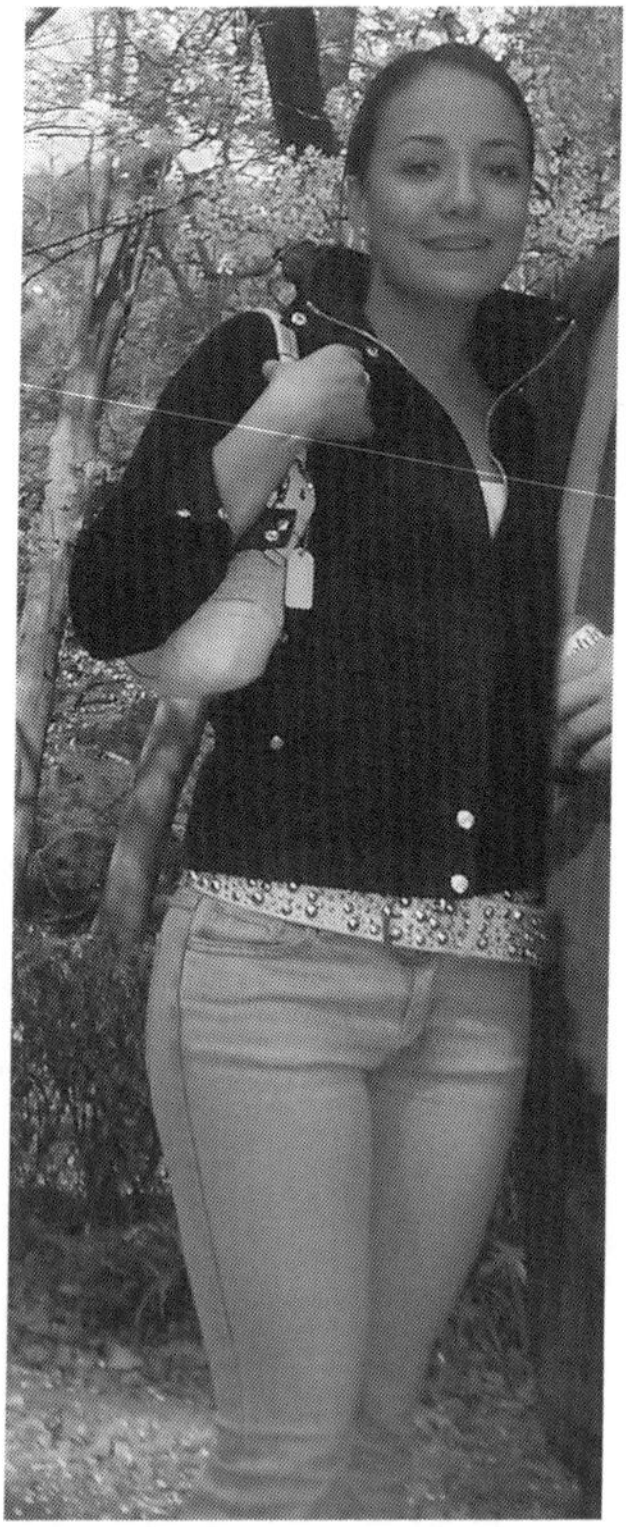

“ぽっちゃり女子”の大半は水太り

人間の体の約六〇％は水分です。血液の九〇％が水分ですし、脳も八〇％が水分。眼球を形成するガラス体という部分に至っては、九九％が水分です。

ですから、「人間が生きていくうえで、水は欠かせない」というのは、異論のないところ。水分補給はとても大切です

問題は「とり過ぎ」。

どんなに体に良いものでも、とり過ぎれば毒。水だって同じです。必要以上に飲んで、体内に余分な水分をため込むと。さまざまな体の不調を招くのです。

そういう状態を、東洋医学では「水毒」と呼んでいます。

肥満は、その「水毒」の一つ。

「水なんて、カロリーはゼロなんだから、とり過ぎたところで太らないんじゃないの？」

と思うかもしれませんが、トンデモナイ！

最初に述べたように、「水分が体の六〇％を占める」ということひとつとっても、体重に一番影響を与えるのは水だということがわかります。

しかも水は、脂肪より重いんです。その意味でも、脂肪より水のほうが体重に与える影響は大きい、ということです。

このことを実感していただくには、二の腕やおなかのぜい肉をさわってみるといいでしょう。

柔らかくて、ぷるぷるしていませんか？

ちょっとひんやりとしていませんかか？

それは、ぜい肉が脂肪ではなく、体に溜った水分であることの証拠でもあります。

そういったことから言えるのは、

「〝ぽっちゃり女子〟は、大半が水太りである」

ということ。ダイエットしたいなら、脂肪よりも水分のとり過ぎにこそ注意しなければいけません。

肥満だけではない「水毒」はあらゆる体調不良を引き起こす

水分はどういう経路で体内を巡るのでしょうか。

まず、胃や腸に運ばれて、血液に吸収されます。そして、栄養や酸素とともに体の細胞に送られます。

そうして新鮮な水分を得た細胞は、古くなった水分を老廃物とともに排出します。

その排出物が血液に吸収されて、腎臓に送られ、尿として排出されます。

ところが水分をたくさんとると、胃や腸で吸収し切れずに体内に留まり、体を冷やしてしまいます。

すると、体は〝冷えのモト〟となっている水分を捨てて、温まろうとします。この排出作用が、たとえば下痢という症状につながるのです。

何より問題なのは、水にはものを冷やす性質がある、ということです。キンキンに冷やした水はもちろんですが、常温の水でも白湯でも熱湯でも、体内にたまれば体のあらゆるところを冷やします。

結果、体温が下がり、冷えや血行不良、痛みなど、さまざまな不調を招くことになるわけです。これについては次章で詳しくお話しします。

美容の大敵セルライトも「水分」が正体

それとは別にもう一つ、女性にとって悩ましいものに、肌のトラブルがあります。

たとえば「たるみ」。これは、細胞と細胞の間の細胞外液という、胃腸のなかなどにある消化液や血液、リンパ液がたまり過ぎることで起こります。細胞は必要な水分しか内部に取り込まないので、余計な水分がここにたまってしまうのです。

「むくみ」も同じ。いずれも、静脈やリンパの流れが良ければ、余分な水も吸い上げられますが、冷えにより血行が悪くなっていると、回収されないまま残るのです。

血流の滞りはまた、「くすみ」も引き起こします。血液には、一つ一つの細胞に必要な栄養素を届け、同時に老廃物を運び出す働きがありますが、これがうまくいかなくなって、血液が汚れてしまう。それが「くすみ」という症状につながるわけです。

それと、太ももやお尻、おなかなどにできやすい「セルライト」もそうですね。セルライトは皮下の脂肪細胞同士、あるいは脂肪細胞に老廃物が付着して固まったもの。大きくなると、皮膚の表面がでこぼこになります。その正体も余分な水なのです。

水のとり過ぎは、まさに「美容の大敵」と言えます。

ともあれ、もしあなたが「そんなに食べていないのに、どういうわけか太ってしまう」「いつも足がむくんでいて、重だるい」といったことを感じているとしたら、間違いなく水太りです。

カロリー制限なんて面倒なことをするまでもなく、水分をとり過ぎないようにするだけで、体重はどんどん落ちていくはずです。それにつれて、体調だって改善されていきます。

多くの女性たちが願う「せめて三kg、できれば五kg」程度のダイエットは簡単にできるし、体調不良も肌トラブルも解消されるのです。

水分のとり方、五つのNG

水分摂取に関して、世間一般で「良い」と信じられている習慣は、間違いだらけ。とくに次の五つは、はまりがちな落とし穴です。くれぐれも注意してくださいね。

NG1　一日に二ℓの水を飲む

「健康と美容のためには、一日に最低二ℓの水を飲まなくちゃいけないんですよね。だから私、がんばって二ℓ飲むようにしてます」

日々の診察のなかで、そんなふうに言う患者さんの何と多いことか。

この台詞を聞くたびに、私は「だから、太るんですよ。体調不良が起こるんですよ」

と言いたくなります。

なぜなら、みなさんの肥満や不調の原因の多くは、水の飲み過ぎにあるからです。

そもそも「二ℓ」という数字は、どこから出てきたのでしょうか。

これは実は、体内に取り込むすべての水分量の合計から算出された量です。私たちは紅茶やコーヒー、ジュースなどの液体の飲み物を、一日に一〜一．五ℓ飲みます。あと、ごはんや野菜、肉、魚などの食べ物に含まれる水分を、〇．八ℓほどとっています。加えて、食べ物を消化・燃焼するときに、体内で約〇．三ℓの水分（代謝水）がつくられます。

これらを合計すると、二．一〜二．六ℓになりますね。

一方、体から排出される水分量は、尿で一〜一．五ℓ、便で〇．一ℓ。また汗などの皮膚からの蒸発分が〇．六ℓ、吐く息に含まれる水分が〇．四ℓあります。これら排出した量を合計すると、やはり二．一〜二．六ℓになります。

ピタリ、帳尻が合うではありませんか。だから、わざわざ二ℓもの水を飲む必要は、まったくないのです。

もし水をたくさん飲んでスリムな体と健康を維持している人がいるとしたら、彼らは運動をしたり、サウナに入ったりなどして、同量の水分を体から出している、ということを覚えておいてください。

NG2 朝起きたときと夜寝る前にコップ一杯の水を飲む

これも、多くの人が「健康と美容のためのいい習慣だ」と信じていることでしょう。巷間、流布されているのは、

「夜寝ている間に水分不足になるので、朝起きてすぐに水を補給したほうがいい」
「起き抜けにコップ一杯の水を飲むと、腸が刺激されて、便秘が解消される」
「就寝中は汗をたくさんかくから、寝る前に水分をとっておくのがよい」
「水を飲むと、血液がサラサラになるので、脳梗塞や心筋梗塞などの予防になる」

といったこと。

「まったくのデタラメ」とまでは言いません。就寝中に汗や呼吸によって水分が出て

いくのは事実です。起き抜けに水を飲めば、気分がシャッキリするでしょう。

けれども、飲みたい気持ちが起きないのなら、体内の水分は足りています。ムリして飲むと、水分量を過剰に摂取することになります。とくに寝る前の一杯の水は、夜中の頻尿の原因にもなりかねません。

それに便秘の原因の多くは、体が冷えて、腸の動きが鈍くなっていることにあります。水をとれば、その負の働きを助長する恐れがあるのです。

さらに脳梗塞・心筋梗塞の予防には、血液をサラサラにすることがポイントですが、確かに水分を摂らないで脱水になると血栓症のリスクはありますが、実際、血栓を溶かすのは私たちの血液中にある酵素ですから、水分にはそんな効果はありません。

つまり、朝晩のコップ一杯の水をやめることこそが健康法。冷えやむくみが軽減されて、質の良い睡眠と、すっきりした朝の目覚めが手に入りますよ。

NG3 食事中に水を飲む

「食事中に何となく水やお茶を飲む」ことが習慣になっている人は少なくないでしょう。外食するときも、自動的に水がサーブされますよね。そうすると、無意識のうちにコップに手が伸びるものです。これが水をとり過ぎる原因の一つとも言えます。

そもそも食事には、思っている以上にたっぷりと水分が含まれています。おみそ汁やスープはもとより、ごはんにもおかずにも、野菜サラダにも、ゼリーやアイス、フルーツなどのデザートにも、です。

そこに水やお茶が加わると、どうしたって水分とり過ぎになります。

それがなぜ悪いかと言うと、胃腸や腎臓などの内臓に負担がかかるからです。とくに冷たい水は内臓を冷やして収縮させるので、機能を低下させます。すると新陳代謝が悪化して、「脂肪を燃焼しにくい体」になってしまいます。

また胃酸や消化酵素を薄めてしまうため、消化する働きが鈍くなります。

水で流し込むように食事をすればなおさらのこと、咀嚼回数が減って、消化酵素を含む唾液の分泌を減少させるのです。

そんなふうでは、体に栄養を届けるための食事が台無しです。食事中の水・お茶は、たとえばしょっぱいもの・辛いものを食べて喉が渇いたときなど、本当に必要なときだけ飲むようにしましょう。

NG4 運動後に冷たい飲み物をがぶ飲みする

運動して汗をかいた後の、冷たい水や炭酸飲料、ビール、おいしいですよね。それを楽しみに、汗をかく人もおられると思います。なかには、「ビールや炭酸は良くないかもしれないけど、ミネラルウォーターならいいんじゃないの？」

と思う人もかもしれませんね。

でも水分という意味では、何を飲んでも同じ。ビールだからダメとか、水ならOKということはありません。

もちろん大量に汗をかいた後は、ある程度、水分の補給が必要です。いただけないのは、「冷たさ」と「過剰な量」です。

考えてもみてください。せっかく温まったのに、そこに冷え冷えの飲み物が一気に流れ込んできたら、それだけで体は驚いてしまいます。

それに最悪の場合、体が冷えることで、血栓を溶かす酵素の働きが悪くなり、脳血栓や心臓病を誘発する恐れもあります。

また大量の水分が入れば、腎臓は大忙し。かいた汗以上に摂った水分を処理し切れず、体内に水分をため込むことになります。

あと、運動中やサウナなどに入るときにペットボトルを脇に置き、四六時中、水分を補給するのも考えものです。チビチビ飲む量も、塵も積もれば山。結局は水分過剰になります。しかも休みなく働かされる腎臓の身になれば、たまったものではありません。常に負荷がかかり、疲れ切ってしまうでしょう。

あくまでも「ほどよい温度の飲み物を適量にとる」ことを心がけてください。

NG5　飲み物のペットボトルを持ち歩く

若い人からお年寄りまで、最近は水やお茶のペットボトルを持ち歩く人が増えました。その収納スペースを設けたバッグや、おしゃれなカバーなどが多彩に売られています。

けれども③と④でも触れたように、手元にあるとつい飲んでしまうもの。「チビチビ飲みは過剰摂取のもと」なのです。

山登りをしたり、秘境を旅したりするときならいざ知らず、生活圏を移動する程度の行動中に、ペットボトルを持ち歩く必要はありません。

喉が渇いて、どうしても水が欲しければ、そこらじゅうに自動販売機があるし、コンビニやスーパーもありますからね。わざわざ持ち歩くこともないでしょう。

以上が「水分のとり方　五つのNG」。思い当たるものがあれば、いますぐその健康に良くない習慣をやめ、水分過剰にならないよう気をつけましょう。

水は「とった分だけ出す」のが鉄則

「美容と健康のために水をたくさん飲む」

という思い込みが大間違いであることは、もうわかりましたね？

水分摂取の一番のポイントは、「とる水」と「出す水」のバランス。水分を体に入れたら、それと同量の水分を排出することが大切なのです。

それでも「足りなくなるかもしれないし……」という不安が残りますか？

大丈夫、私たちの体はちゃんと、常に適度な水分量を維持するようにできています。腎臓が尿をつくる量を調節しているわけです。

たとえば入ってくる水分量が少なければ、おしっこの回数が減りますよね？　腎臓はそうやって血液中の水分が減らないようにしてくれているのです。

逆に、入ってくる水分量が多ければ、尿としてどんどん排出されます。とはいえ、処理量には限界があるので、大量に水分をとってしまったら、あるいは四六時中、水を飲んでいたら、さすがに腎臓は「もうムリ」と悲鳴をあげます。そして処理仕切れない水分が、余計な水として体内にたまることになります。

ちなみに、一日の排尿回数は七、八回が正常です。

これより少なく、三、四回の人は「乏尿《ぼうにょう》」に近いでしょう。とった水分と同じ量の尿が出てない、つまり体内に水分がたまっている、ということです。こちらの場合は何となく自覚できるので、水分量を減らすほうに意識が向くでしょう。

一方、十回以上もトイレに行くのは「頻尿《ひんにょう》」。たくさん飲んだ分、たくさん尿が出ている頻尿は水分を排泄できているのでまだいいですが、一回の尿量が少なくて頻尿の人は、自分では尿を出している気になるところがやっかいです。一回の尿量が少ないので、合計すると大した量になりません。体内に水分がたまっていることに気づかないことが多いのです。その分、水分量を減らすことの大切さに気づきにくいとも言えます。

いずれにせよ、排尿回数が正常でない人は、水分摂取が過多であることを疑ったほうがいいと思います。セルフ・チェックしてみてくださいね。

「喉がかわいたら水を飲む」がベスト

もっとも、どのくらい飲めば適量なのか、わかりにくいですよね。まさか水の出入量をいちいち量るわけにもいきませんから。

頼りになるのは「本能」です。

「あー、喉が渇いた。水が飲みたいな」

と感じたら、水を飲む。

そして、喉の渇きがとりあえずおさまったら、飲むのをやめる。

そんなふうに本能にしたがって行動するのがベストです。

というのも、喉の渇きは、人間の動物としての本能が、「水分量が足りなくなってきたから、いまが水を飲むタイミングだよ」と教える、体からのサインだからです。

みなさんは「頭で水を飲む」ことをしていませんか？

おそらく多くの人は、頭で「水を飲まなければいけない」と考えて、体からのサインは何もないのに、水を飲んでいるような気がします。

汗をかいた後に〝一気飲み〟をしたり、常にペットボトルや携帯マグから〝だらだら飲み〟をしたりするのは、その最たるものでしょう。

どうか、体の声に耳をすませてください。私たちの体は、ちゃんととるべき水の適量を知っているのです。

水分をとるなら「生姜《しょうが》紅茶」

水分をとる場合のキーワードは、「体を温める作用」と「利尿作用」。そういう飲み物なら、水分が体内にたまって、体を冷やすことを避けられます。

その作用によって、水分に加えてさまざまな老廃物がスムーズに排出される「デトックス（毒出し）効果」が得られますし、血行も促進されます。つまり、肥満をはじめ、頭痛、肩こり、便秘など、女性にありがちな不定愁訴をことごとく退けることが可能になるのです。その〝魔法の飲み物〟が、

「温かい生姜紅茶」――。

私も毎日必ず、数杯の生姜紅茶を飲んでいます。水のペットボトルは持たないで、生姜紅茶のポット持参でクリニックに行き、診察の合間や休憩時間に常飲しているのです。

え、つくるのが面倒くさい？

いえいえ、つくり方は簡単ですよ。

① 紅茶をいれる。ティーバックでOK。お湯を注ぐだけのひと手間です。
② すりおろした生姜または生姜のおろし汁を小さじ一、二杯、加える。
③ 好みで、黒砂糖かハチミツを加える。

たったこれだけ。朝、つくりおきしてポットにいれておけば、面倒なことは何もありませんよね。

もし「生姜をするのが面倒」なら、やや効果は落ちると思いますが、市販のチューブ入りすり生姜または、生姜の粉末を使ってもかまいません。


なぜ、この「生姜紅茶」が体にいいのか。

第一に、紅茶には「体を温める」効果があることです。

紅茶は緑茶に熱を加えて、発酵させたもの。緑茶より色が濃く、漢方でいう「陽性《ようせい》食品」なのです。「陽性食品」「陰性《いんせい》食品」については後述しますが、「陽性食品」には体を温める効果があるのです。

しかも紅茶にはカフェインが含まれるので、高い利尿作用を発揮します。

みなさんも「紅茶を飲むと、おしっこがたくさん出る」と実感されているのでは？

それはまさに、紅茶の持つ〝水出しパワー〟なのです。

第二に、生姜の効能の一つに、「血行を促進する」効果があることです。

生姜に含まれている辛み成分――ジンゲロン、ジンゲロールには血管を拡張させる作用があるのです。血管が拡張されれば、当然、全身の血行が良くなります。それにより、基礎代謝が上がって、体温も上がります。

さらに腎臓の血流も良くなりますから、尿の排出量が増し、むくみや水太りが解消されるわけです。

あと、甘みが欲しい方は、黒砂糖かハチミツを加えましょう。白砂糖はビタミンやミネラルがほとんど含まれず、九九％が糖質なのでNGです。

一方、黒砂糖やハチミツは低カロリーなうえに、ビタミンB_1・B_2などのビタミン類やカリウム、マグネシウム、リン、亜鉛、鉄などのミネラル、アミノ酸が豊富。糖分が体内で燃焼されるのを助けてくれるので、ダイエット効果も期待できます。

とくに黒砂糖は、カルシウムの含有量が白砂糖の一五〇倍、百g中三百㎎と多いのが特徴的。もちろん砂糖ですから、食べた後は血糖値が上がりますが、白砂糖に比べて血糖値の上昇はゆるやかで、最終的には下げる作用があります。これは、メラノイジンやフェニルグルコンドという成分のおかげ。血糖値に不安がある人でも、そんなに心配する必要はありません。

またハチミツには、オリゴ糖が多く含まれており、腸内のビフィズス菌の増殖を助ける働きがあります。整腸作用ですね。ほかにも、鎮静・入眠作用などがあるので、寝る前に飲むといいでしょう。


試しに一杯、この生姜紅茶を飲んでみてください。すぐに、体が芯からポカポカと温まってくることが実感できると思います。

私は「いつでも、どこでも生姜紅茶」をモットーにしていますが、とくに効果的な飲み方が三つあります。

一つ目は、朝食前後に飲むこと。

朝は体温が低く、代謝も低下しています。生姜紅茶で温めてあげると、元気に一日を始められます。

二つ目は、食事前に飲むこと。

この場合は、黒砂糖やハチミツを入れて、甘みたっぷりにすることがオススメ。血糖値が上がるので、空腹感が少なくなり、食べ過ぎを防ぐことができます。

空腹感というのは、血糖値が下がったと、脳の空腹中枢が感知することにより起こります。このことも合わせて、覚えておいてください。

三つ目は、お風呂に入る前に飲むこと。

湯船につかるだけでも体温が上がり、代謝が良くなりますが、その前に生姜紅茶を飲んでおくと、温め効果・代謝促進効果がより高まります。

これら三つの方法をちょっと頭に入れながら、より効果的な生姜紅茶タイムを楽しんでください。水分はできるだけ生姜紅茶でとる生活に切り替えてください。

生姜紅茶以外にも、体を温めて、しかもおいしい〝生姜入りドリンク〟があります。

生姜紅茶は飽きることはありませんが、ちょっと気分を変えたいとか、もう少し凝った味つけをしたいといったときのために、いくつか紹介しておきましょう。

●レモネード

レモン二分の一個分のしぼり汁をカップに入れて、生姜湯を注ぎます。生姜湯は、すりおろした生姜またはその絞り汁にお湯を加えたもの。そのまま飲んでもOKです。生姜紅茶同様、好みに応じて黒砂糖やハチミツを入れてください。

●あずき煮

鍋に、あずき五十gと水三カップを入れて、火にかけます。煮立ったら弱火にして、三十分ほど煮込みます。あとは塩とハチミツで調味すればOKです。

あずきには、サポニンという利尿作用のある成分が含まれます。むくみの解消に効果的です。あなどれないすぐれものです。昔から「むくみには小豆の煎じ汁を飲め」といったものです。もちろん、生姜を入れてもいいですよ。

●梅醤番茶《うめしょうばんちゃ》

梅干しの果肉を湯飲みに入れ、箸でつぶして醤油を数滴たらす。そこに生姜のしぼり汁を入れて、番茶を注ぎます。梅干しも体を温める食材です。ちょっとカゼ気味というときなどおすすめです。

ポイントは、どんな飲み物にも生姜をプラスすること。これら三種類だけではなく、オリジナル・レシピを考えてみるのもいいでしょう。

お悩み解決——水出し篇

おもに「水出し」により、肥満をはじめとするさまざまな症状が改善した例を、二つ紹介しましょう。

お悩み① いろんなダイエットを試したけれど、全然やせない

五〇代のAさんは、一五七cm・六五kgと、ぽっちゃり体形。

ごはんや麺類などの炭水化物と、ケーキなどの甘いもの、炭酸系の飲み物が大好き。そこを改められなかったこともあって、これまでいろんなダイエット法を試しましたが、まったく効果はありませんでした。

しかも肥満やむくみに加え、いわゆる頭痛持ちで、膝に水がたまるなどのトラブルも抱えていました。

【解決法】

まず一日二食にしました。朝は人参りんごジュースのみ、昼はおそば、夜は和食中

心のメニューで。

また甘いものについては、ケーキ・アイス等の洋菓子はやめて、羊羹やカリントウなどの和菓子系を少量にしてがんばってもらいました。

さらに炭酸系の飲料は断ち、水分はできるだけ生姜紅茶のみ。

加えて、ウォーキング三十分と、入浴時に二〇分湯船につかること、常に腹巻きを身につけることを毎日の習慣に。

まじめにがんばったAさんは、一カ月で体重が六kg減って五九kgになり、ダイエットに成功。「体が軽くなった」との感想でした。

しかもウォーキングにより筋肉がつき、むくみにくい体質に改善されました。頭痛もなくなったそうです。

お悩み② むくみがひどくて、生理前は頭痛、吐き気、イライラに苦しめられる

二〇代のBさんは、一五五cm・六五kgと、けっこうなぽっちゃり型。「夕方仕事が終わると、ブーツのファスナーが上がらないほど、足がパンパンになる」と、むくみに悩んでいました。

また生理前になると、頭痛、吐き気、イライラがひどく、婦人科では「生理前症候群」と診断されたそうです。「漢方で治せないか」と、クリニックを受診しました。

【解決法】

Bさんは色白のぽっちゃりさんで、一目で水太りとわかりました。聞くと、「やせるためにコントレックスを毎日一ℓ飲んでいる」そうです。コントレックスは一時期、「ミネラルが豊富で、やせる」と評判になった水。これを〃ダイエット薬〃のように常飲していた女性はけっこういらっしゃるのです。

でも、水を飲んでやせることはありえません。

まず「むくみは余分な水分で、肥満の原因は水毒である」ことを説明。「生姜紅茶をメインにして、水は喉が乾いてから飲む」ことと、腹巻きの常用を指導しました。

またBさんは「運動が苦手」だったので、週に二、三回、岩盤浴に通って、たくさん汗を出すようにしました。

結果、三カ月後に体重が五六kgに減りました。と同時に、生理前の不調については、漢方薬——当帰芍薬散（トウキシャクヤクサン）と苓桂朮甘湯（リョウケイジュツカントウ）を処方。その効果もあって、かなり軽減されました。

2章

「腹巻き《ボディウォーマー》」で肥満の原因《サイクル》を断ち、美ヤセ体質に

――「冷え」は美と健康の大敵

ニーナの体験談

研修医時代に生理が止まったワケ

私が研修医として勤めた大学病院の「研修プログラム」は、具体的に言うと、
・一年目に内科を六カ月間、外科と救急救命センターをそれぞれ三カ月間
・二年目に精神科、小児科、産婦人科、地域医療を各一カ月間、残りの期間は自由選択で、希望の科を研修する

というものでした。私は当初、内科医になりたかったので、自由選択では、脳梗塞を多く診ることができる神経内科と、CTやMRIなどの画像を読む力をつけられる放射線科で、それぞれ三カ月ずつ研修させていただきました。

プロローグでお話ししたように、最初の内科でもう体はボロボロでしたが、一番辛かったのは二番目の研修先となった救急救命センターでした。

ここでの一日は、朝七時半のラウンド（巡回）とカンファレンス（医療スタッフ会議）から始まります。でも研修医は、その前にＩＣＵ（集中治療室）に入院している患者さん全員の「動脈血ガス分析」を終わらせなければなりません。ですから、毎朝七時には出勤していました。

それもストレスの多い仕事でしたが、やはり当直の日はもっと大変。たとえば夜中に救急車が来たら、朝まで処置に追われます。とにかく重症の患者さんばかりで、なかには本当に死にそうな方もいるので、片時も息が抜けません。

心臓モニターの音がピッピッピと鳴り、ときには医師たちの大きな声が飛び交うなかで、みんな、ひたすら患者さんの命を救うために、一心にやるべきことをしていました。

ただ私が、生理が止まるほど体調を崩したのは、そんな過酷な仕事ばかりが原因ともいえません。

本当の〝悪者〟は、睡眠不足や運動不足、不規則で質の悪い食事などの生活習慣によってもたらされた「冷え」だったと今ならわかります。

父に送ってもらった腹巻きによる〝冷え退治〟を中心に、お話ししていきましょう。

「水太り」は別名「冷え太り」

前章では「水太り」という言葉を使いましたが、これは実は「冷え太り」と言い換えることもできます。

ここで、肥満を招く一つの方程式を呈示しましょう。

体内に水がたまる

↓

体が冷える

↓

全身の血行が悪くなる

↓
基礎代謝が落ちる
↓
やせにくい体になる

言うなればこれは、「肥満を招く恐怖の方程式」です。

女性たちは軽く「私、冷え性なの」などと言いますが、冷えはあらゆる体調不良の原因となる重大な問題なのです。

冷え体質はまさに「万病のもと」

体が冷えると、どんな体調不良が起こるのか。右の方程式から、だいたいの察しはつくと思いますが、ざっとあげてみましょう。

●血行が悪くなり、血液がドロドロになる

体が冷えると、全身の血管が縮み、血行が悪くなります。

血液がスムーズに流れず、道路にたとえるなら、血流が方々で渋滞を起こすのです。

この状態を、漢方では「瘀血《おけつ》」と呼びます。

「瘀血」は「汚血」と言い換えてもいいでしょう。ようするに血液が汚れて、ドロドロになってしまうのです。

そりゃあ、そうです。血液には酸素や栄養素、免疫物質などを細胞に届け、同時に細胞で代謝された老廃物を排出させる役割がありますよね。

その流れが滞るということは、酸素・栄養素・免疫物質を新鮮なまま細胞に届けることができず、老廃物も取り除かれないまま溜めることになるのです。

これは、きれいな小川には多様な生物が元気に生きるけれど、ドブ川では生きてい

くことができないのと同じ。ドロドロに汚れた血液だと、細胞は元気を保つことができないのです。

では、ドロドロの血液は体にどんな〝悪さ〟をするのでしょうか。

もっともよくあるのが、頭痛、肩こり、腰痛など。血行が悪い場所には「こり」や「痛み」が生じやすいのです。

また血液が汚れて渋滞していると、毛細血管が広がるので、顔や手の平が赤く見える、目の下にクマができる、静脈瘤ができる、歯茎や唇、舌の裏が茶色もしくは赤紫色に見える、などの症状が出ます。

さらに毛細血管で血液が渋滞している場所は、ぶつけると出血しやくなります。毛細血管がパンパンなので、破れやすく、それが内出血、つまりアザになります。よく、自分では気づかないうちに、アザができていることがあるでしょう？　あれは、血液が汚れていることの裏返しでもあるのです。

ほかにも歯茎からの出血や、鼻血、喀血《かっけつ》、吐血《とけつ》、下血《げけつ》、血尿、生理過多、不正出血《ふせいしゅっけつ》（月経以外の性器からの出血）など、出血はすべからく「瘀血」の現われ。体が「汚い血液を出して、キレイにしよう」と抵抗しているわけです。

●基礎代謝《たいしゃ》が落ちる

「基礎代謝」という言葉を聞いたことがありますよね？

これは、私たちが何もしないで、ただ横になっているだけでも、体が勝手に行っている活動を意味します。たとえば心臓を動かしたり、呼吸をしたりなど、生命維持に必要な代謝の基本量のことです。

代謝にはほかに、生活活動代謝、食事誘導性熱代謝などがありますが、基礎代謝はエネルギー消費量の六〇～七〇％を占めます。

それら代謝に必要なエネルギー源は、食事からとる栄養や、体に蓄えられている糖分、脂肪などを燃やすことで得られます。

それはさておき、基礎代謝に深く関わっている物質があります。「ミトコンドリア」です。全身の各細胞のなかに、百～二百個も存在していて、血液によって運ばれる糖分や脂肪をどんどん燃やして、エネルギーをつくりだしています。

そこでも重要な役割を担うのが血流です。前に述べたように、体が冷えて、血管が縮まると、血行が悪くなります。そうすると、糖分や脂肪分が体の隅々の細胞まで十分に行き届きません。

結果、基礎代謝が落ちてしまうのです。

さらに各細胞が必要とする酸素や栄養素、白血球、免疫細胞などが行き渡らず、老廃物の除去も十分にできず、細胞のさまざまな代謝まで悪化させることになります。

「基礎代謝が落ちると、太る」

とは、よく言われること。これは、ミトコンドリアで燃やされなかった糖分や脂肪などが蓄積されるからなのです。

それだけではありません。基礎代謝をはじめとする代謝の低下は、細胞や臓器の本来の働きを阻害します。

それでどんな症状が起こるでしょうか。

一つは、女性特有の生理不順、不妊症など。とくにおなかが冷えると、子宮や卵巣の血流が悪くなって、働きが低下するのです。

生理痛のときに「おなかを温めたら、痛みが和《やわ》らいだ」というような経験がありませんか？　それは、冷えて縮まっていた血管が、温められて開き、血行が良くなるからなのです。

また卵巣の働きが低下すると、エストロゲンやプロゲステロンなどのホルモンの分泌が悪くなります。それが、生理不順や不妊症、流産などの原因になります。

加えて、子宮の働きが低下すると、受精卵や赤ちゃんを子宮のなかにとどめておけなくなります。それによって、不妊症や流産を引き起こす危険もあります。

昔から「女性にとって冷えは大敵」と言われるでしょう？　この言葉には、ちゃんと根拠があるのです。

二つ目は、便秘がちになること。おなかが冷えると、腸の働きも悪くなるからです。

ですから、「便秘を解消するには、たくさんの水を飲みなさい」というのは、まったくの間違い。いっそうおなかを冷やすので、便秘が治ることはありません。

三つ目は、乾燥やシミ、ソバカスなどの肌のトラブル。

前項に関連しますが、便秘が続くと、体内に老廃物をため込むことになります。腸のなかにある老廃物が血液に吸収され、それが肌に排出されてニキビや吹き出物になることがあるのです。

また体が冷えて、血行が悪くなることで、皮膚の細胞に必要な栄養素が届かなくなります。そのために皮膚が乾燥したり、あかぎれやしもやけになったりします。

さらに皮膚の血行が悪くなると、皮膚の細胞で代謝されて不要になったものが血液に吸収されずに残ってしまうので、シミ・ソバカスなどの色素沈着を招く原因にもなります。

つまり冷えは、お肌の大敵でもあるんですね。

●免疫力が下がる

免疫力の高い・低いは、白血球の働きに左右されます。

たとえばウィルスやばい菌に感染すると、高い熱が出ますよね？　それは、体が熱を出して、やっつけようとするからです。

もともと免疫力が高ければ、ウイルスやばい菌が体の中に入ってきてもひどい熱を出さないでもやっつけられます。体の中にウイルスやばい菌が入ってきても症状が出ないことを不顕性感染《ふけんせいかんせん》と言います。これは自分の免疫力が高い状態です。普段から免疫力を上げておくにはどうすればいいか？

それは簡単にいえば体温を上げておけばいいのです。ふだんから体温が高ければ、ウィルスやばい菌をやっつける力――免疫力が高いレベルで発揮できる、ということ。体が冷えていると、その免疫力が下がってしまうのです。

もう少し詳しく説明しましょう。

白血球は通常、血液一立方㎜中に四千～九千個存在します。総血液量が五ℓあるとすると、二千億～四千五百億個の白血球が存在していることになります。それだけたくさんの白血球が血流に乗って、体の隅々までパトロールし、体内に侵入してきたウイルスやばい菌、がん細胞などの〝悪者〟をやっつけてくれているわけです。

ところが体が冷えて、血行が悪くなると、運ばれる白血球の数が減少します。その分だけ、〝悪者〟を退治する力が弱まります。これが「免疫力が落ちる」ということです。

もっともコワイのは、私たちの体のなかでは毎日、約五千個ものがん細胞ができていることです。そのがん細胞は、一個から二個、二個から四個、四個から八個と分裂して、倍々に増えていきます。

それを考えると、がん細胞ができた時点で、あるいはがん細胞の数が増殖していかないうちに、白血球に退治してもらうことがいかに大切かわかりますね？

だから体温が高く、血行を良くして、白血球の数を減らさないようにすることが重要なのです。

免疫学の権威、安保徹先生は、「血液は免疫そのもので、血液の流れが悪くなると低体温になり、自然に免疫力も低下する。体温が1度下がると代謝は12％、免疫力は30％も低下する」と言っています。（『非常識の医学書』安保徹・石原結實・福田稔共著・実業之日本社より）

健康を維持する最適の温度は三十六度五分よりやや上、と覚えておいてください。
私たちは「体を冷やすことをしてはいけない」という危機感を持ち続けなければいけないのです。

●血液が上半身に昇る

西洋医学では、「更年期障害は、加齢とともに卵巣の機能が低下し、女性ホルモンの分泌が急激に減少するためにホルモンのバランスが崩れてくることで起こる」とされています。

もちろん、それも一つの原因ですが、症状には個人差がありますよね。ホルモンだけでは説明がつかないような気がします。

一方、漢方では、卵巣の機能が衰えると、生理があったときのように子宮・卵巣にいく血液がたくさんいらなくなるので、下半身を巡る血液が少なくなって下半身が冷えてくる——言い換えれば、それまで下半身に巡っていた血液が上半身に昇ってくる」

ことが原因だと考えられています。

これは「昇症《しょうしょう》」と呼ばれ、更年期障害はまさにその症状の一つ。のぼせ、ほてり、ホットフラッシュ、動悸、いらいら、発汗、肩こり……すべて、漢方でいう「昇症」なのです。

以上のことから、とくに女性にとって「冷え」が健康・美容を害するものであるかが、おわかりいただけたと思います。

冷え太りのモトになるおしゃれ、五つのNG

「少しでもスマートに見せたい」

「かっこいいファッションで決めたい」

そんな女性心理はわかりますが、それが体を冷やすことに結びつくようだと本末転倒というものでしょう。特に女性は冷え対策がなにより重要です。

次の五つの習慣は、とくに改めてくださいね。

NG1 上着は見かけより温度差対策が第一

季節にあわせてと思っても最近は暑かったり寒かったり……。そこで困るのが、外出時の着るもの。冬場に防寒でしっかり着込んでいくと、オフィスはもとより、電車のなかも、ショップやレストランも、都会はどこもやたら暖房がきいています。

重ね着しているときは良いけれど、暑いからといっても、脱がないで我慢した結果汗だくで体を急速に冷やすという場合があり、注意が必要です。ちょっとした油断で体熱が奪われ、低体温症を招くこともありますし、なにより「冷え」の原因になります。

また冬は、気温自体が低いので、ちょっとの油断もないように！「思ったより寒かった。もう一枚着てくればよかった」なんてことはよくありますからね。

また多少寒くても「伊達の薄着」という言葉があるように、昔から自分をかっこよく見せたい人は、着ぶくれするのを嫌って、ガマンして薄着をする傾向があるようです。温度差を考えない冬場の薄着は、まさにやせ我慢で、「冷え」を招き、カゼを引く元でいけません。

「じゃあ、冬の薄着は良くないけど、夏は暑いのだから、薄着したっていいでしょう？」

と思うかもしれませんが、暑い夏こそ用心が必要です。

というのも、冬と違って夏は、体が冷えている実感がないからです。

ミニスカートやタンクトップ、ショートパンツ、〝へそ出しルック〟など、夏のファッションは肌を露出させるものが多いですよね？

百歩譲って、うだるように暑い外気のなかで行動する場合は、それでもいいでしょう。でもどこもかしこもキンキンに冷房がきいています。人によっては、自宅さえエアコンで〝冷しすぎ〟になっている場合もあります。

十分な冷え対策抜きにして、夏でも薄着はありえないのです。

どんな季節も、気温に敏感に反応し、体を冷さないようにすることが大切です。

NG2 締め付けブーツにナマアシにハイヒール

冬のファッションというとまずブーツがはやりますが、通気性の悪いものは禁物。

またオシャレなブーツで、ふくらはぎからピッタリ締め付けるのは、血流を悪くするモトでNG。しかも長時間締め付けるので、あとでむくみの原因にもなります。むくみは冷えと切っても切れない関係で「冷え太り」に大いに影響します。

また、少数派だと思いますが、年がら年中、素足で過ごす女性がいます。パンツならまだしも、スカートにナマアシなんて最悪。下半身が冷え冷えになってしまいます。またハイヒール、とくに十cm以上もあるようなピンヒールは考えもの。外反母趾になりやすいこともさることながら姿勢が悪くなる、爪先に体重がかかって血行が悪くなるなど、不調を招く原因になります。

外出場所や仕事の都合上、どうしてもハイヒールを履かなくてはならない場合はしようがないけれど、極力、避けるほうが無難です。たとえばオフィスにハイヒールを〝置き靴〟したり、ハイヒールが必要な場所まで持って行ったりして、通勤や移動はスニーカーにするといいでしょう。私もそうしています。

あと、最近は靴の健康にこだわるメーカーが「歩きやすいハイヒール」を出していますす。試してみたところ、本当にハイヒールでダッシュできるくらい、履きやすいものでした。そういう靴を利用するのも一つの方法でしょう。

NG3 きつい下着をつける

「きつい下着を身につければ、細く見える」とばかりに、ワンサイズ小さな下着または体形を補正する下着などを身につける女性は少なくありません。いずれも、だぶついたゼイ肉を下着のなかにムリヤリ押し込む感じになるかと思います。

この種の下着は、血行を妨げるので、間違いなく健康を損ねます。つまり血のめぐりを悪くすることは「冷え太り」を助長することになります。

それに、自分ではゼイ肉を隠しているつもりでも、時間が経つにつれて下着からはみ出します。やせて見えるどころか、ゼイ肉を強調することになりかねないのです。むしろゆったり目の下着にして、ゼイ肉が段々にならないよう気をつけたほうがいいでしょう。

靴も同じ。足を小さく見せたいために、きつい靴を履くと、血行が悪くなります。見た目も美しくないですよね。

NG4 朝シャワー

運動した後に汗を流すために朝シャワーを浴びる、それはOKです。でも夜、お風呂に入るのをさぼって、朝シャワーにするのはいただけません。

夜、疲れて帰宅して、それからお風呂を入れるのは面倒だと思います。それでもがんばって湯船にお湯をためてつかると、みるみる疲れがとれますよね？

夜の入浴を朝シャワーで代用するのは、疲れをとる機会を奪い、疲れをためこむことになるのです。

たしかに朝シャワーを浴びると、気分はすっきりするかもしれません。元気に一日を始められると錯覚もするでしょう。

でも現実には、それは体を冷す行為にほかならないのです。とくに冬は、シャワー後すぐに外の冷気に当たることになるので、風邪をひくリスクが高まります。

そして、なにより大事なことは「冷え太り」を止めるには「お風呂に入ること」です。ゆっくり体を温めることにで血液循環もよくなり、腸の働きを活発化して体の免疫力も高めることになるからです。

NG5 汗止めスプレー

いっとき「脇汗」なんて言葉が流行りました。その裏には、「脇からの汗が洋服にしみ出しているのはかっこわるい」という考え方があるのでしょう。

そのために市場に出回る「制汗スプレー」などをシューッと一吹きして、脇汗が出ないようにしている女性たちの何と多いことか。

汗が出ることは、体内の老廃物を排泄するという、生体の重要な機能です。これを止めてしまうと、老廃物がたまって、血液がドロドロになるのです。

女性アスリートに肌ツヤのよい人が多いのは発汗力、つまりデトックス効果で新陳代謝が上がり免疫力もアップするからです。美肌美人が多いのはそのためです。当然ダイエットにもつながります。

だから、出る汗を止めてはダメ。脇汗が気になるのなら、脇の下にパットを宛てて汗を吸収するといいでしょう。

以上の五つのNGをやらないようにして、おしゃれを楽しんでくださいね。

「冷え」対策は体を温めることに尽きる

全身を温める一番の近道は、おなかを温めることです。

胃腸、肝臓、胆のう、膵臓、脾臓、腎臓、膀胱、子宮、卵巣……おなかのなかには、たくさんの臓器があります。血管も無数に通っています。

しかも白血球の一種であるリンパ球は約七〇%が、腸のなかに存在しています。前に述べたように、白血球は免疫力とイコール。「腸は最大の免疫器官」と呼ばれるゆえんです。

臓器はそれぞれ、食べたものの消化・吸収をはじめ、体内の老廃物の排泄など、大切な役割を果たしています。

それなのに血行が悪いと、酸素や栄養素、白血球、免疫物質などが十分に行き届かないうえに、老廃物がたまってしまいますよね？

臓器たちに元気に働いてもらうためには、血行が良くないとダメなのです。

また血管は全身を廻っていますから、お腹を温めると、全身が温まります。血行も同じ。おなかの血流が良くなると、全身の血流が良くなるのです。

図式化すると、こうなります。

おなかを温める

↓

おなかの血行がよくなる

↓

全身が温かくなる
←全身の血行が良くなる
←全身の臓器が元気に働く
←免疫力が上がる

ここで、ちょっとセルフ・チェックをしてみましょう。おなかに手を当ててみてください。

温かいですか？
冷たいですか？
温かい人は、各臓器が元気に働いている証拠ですから、心配はいりません。
でも冷たい人は、要注意です。

実際、患者さんを診察すると、胃の痛い人は胃のあたりが、腸の調子の悪い人は腸のあたりが、婦人科系のトラブルのある人はおへそから下あたりが冷たいものです。

平熱は三七度近くが理想的

みなさん、平熱はどのくらいありますか？

最近は、三六度台前半とか、三五度台なんて「低体温」の女性が増えています。

「体温なんて、低いほうがいいんじゃないの？　熱が高いと、病気でしょ」と思うかもしれませんが、それは大間違い。低くとも三六度五分以上ないといけません。それ以下の人は、たとえ自覚がなくても「冷え性」です。

では、理想的な平熱はどのくらいでしょうか。答えは、三七度前後――。

「えっ、そんなに高いの？」と驚く人もいるでしょう。たいていの人は三七度をボーダーラインと考え、超えたら具合が悪いように感じているかもしれませんね。

でも、体温はある程度高くないと、体の不調をやっつけることはできません。風邪をひいたときに発熱するのも、体が一生懸命体温をあげて抵抗しているからです。

私自身、体調最悪だった研修医時代は、平熱が三六度二分くらいでしたが、改善されるにつれて上がっていきました。いまは三六度九分にまで上がっています。

低体温を侮るなかれで、特に女性にとっては要注意です。私自身冷えと闘った実感です。体の不調は冷え太りから起こります。体の内側・外側から、温めるよう心がけましょう。

「腹巻き《ボディウオーマー》」を〝冷えとりグッズ〟に

手っ取り早く、確実に、外からおなかを温めるためのベストな〝冷えとりグッズ〟があります。

それは「腹巻き」すなわちボディウオーマーです。

腹巻きは昔から大切な体を守るツールでした。よく太鼓を叩くお兄さんが裸でも腹巻き（さらし）をしていますよね。金太郎の腹掛けも同じことで、昔の子供たちはお腹をしっかり守ったのです。腹巻きは、お腹を冷やさないように、日本人の知恵で、内臓が活発に働くようにお腹を保護する大事な役目を持っているのです。

できれば季節を問わず毎日、入浴タイムを除いてほぼ二十四時間の着用をオススメします。私も、子どもたちもこれを習慣としていて、おかげでとても元気です。

近ごろは「腹巻き＝かっこわるい」というようなイメージはありません。おしゃれで、かわいらしい腹巻きが、ランジェリーショップはもちろん、靴下や雑貨のお店、通販などで、たくさん売られています。

色柄が豊富だし、ブラジャーやパンティとおそろいになったものもあって、〝腹巻きショッピング〟もなかなか楽しいものです。

ボディ・ウォーマー〈腹巻き〉は最強の健康グッズ

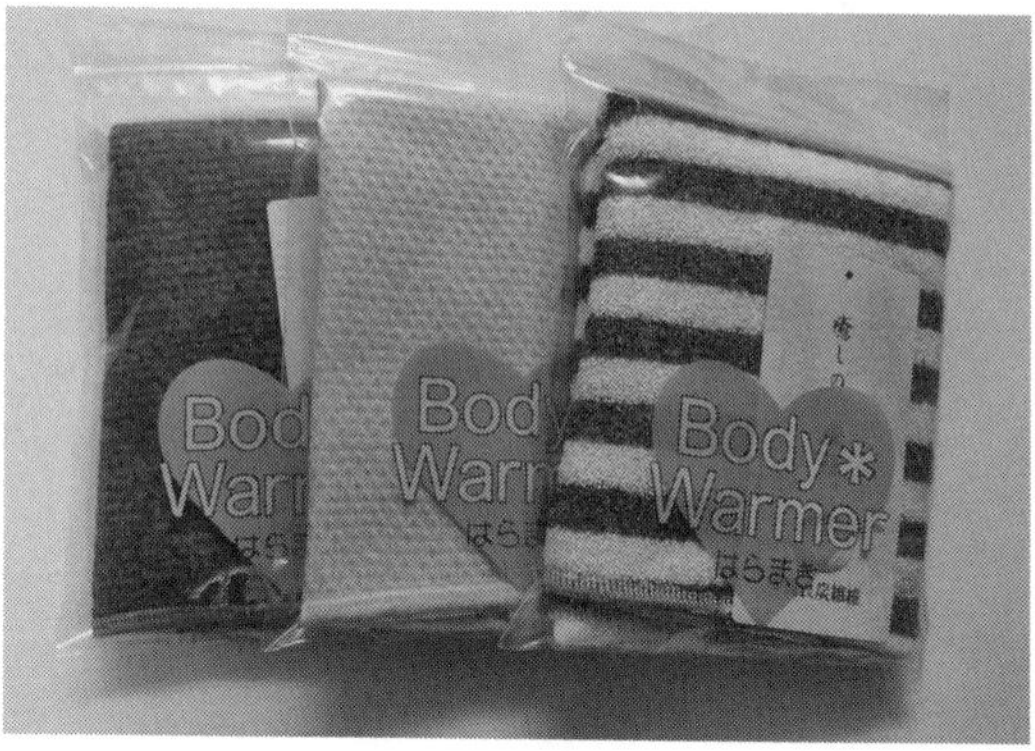

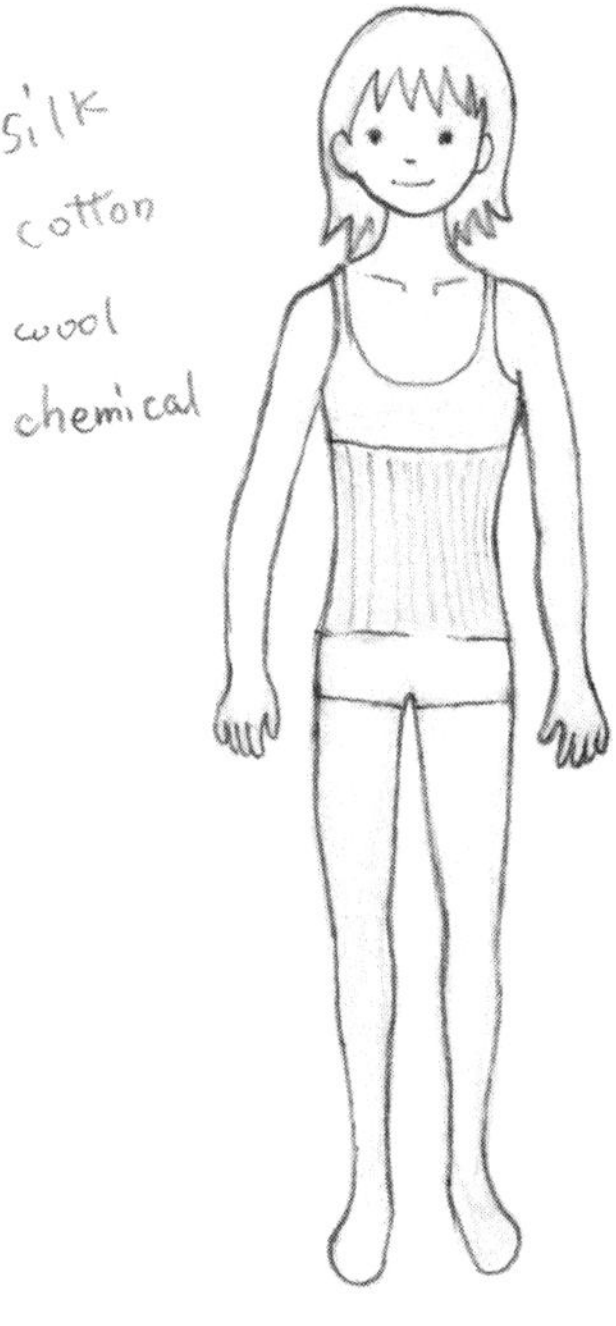

洋服と同じような感覚で、自分の好みに合ったものを身につけて、楽しんでいただくとよいかと思います。

それでも「名称からしておしゃれじゃない」と抵抗感のある方は、「ボディ・ウォーマー」と呼んだらいかがでしょう。

「腹巻き」のイメージアップのために付け加えておくと、飛行機のCAの方とか、スーパーモデルさんなどは腹巻き様のものを愛用しているそうです。CAは肌にフィットする柔らかい湯たんぽを抱いている、とも聞きます。

〝腹巻き選び〟の参考に、素材別に特徴と効果をご紹介しておきましょう。

●シルク

シルクは、みなさんもご存じのように、蚕の繭からつくられる天然素材。繊維のおもな成分は、セリシンとフィブロインというタンパク質です。

セリシンには、保湿効果の高いセリンというアミノ酸を豊富に含んでいるので、しっとりとした肌触り。

もう一つの十八種類のアミノ酸からできているフィブロインは、人間の肌に近いタンパク質の構成で、肌になじみやすいものです。しかも親水性があり、水分の吸湿性が高いのも特徴的です。

またシルクは、薄手のわりには温め効果が高いんですよ。繊維に小さな隙間があり、そこに空気を含んで逃がさないのです。

ただ少々お高いのが玉に瑕。お財布が許す範囲で、〝腹巻きワードローブ〟に加えてみてはいかがでしょうか。

●コットン

コットンは綿花からつくられる、肌にやさしい天然素材。シルクに負けないくらい、吸湿性、保湿性に優れています。つけ心地もよく、一年中、愛用していただけます。

ただし吸湿性がよい反面、渇きが遅いので、たくさん汗をかくときには不向きです。逆に体を冷してしまう恐れがあるからです。

また、より高い温め効果が欲しい場合は、薄手より厚手のものを選んだほうがいいでしょう。

●ウール

温め効果はピカイチです。タンパク質の一種、ケラチンを主成分とするウールは、繊維の表面に小さな縮れがあって、それが空気をためる空間になっているので、保湿性が非常に高いのです。

難点は、保湿性が高いため、吸った汗がなかなか乾かないこと。肌に直接ではなく、下着の上につけるといいでしょう。

あと、ちくちくした感じがあると、肌のトラブルの原因にもなりますから、つけ方に気をつけましょう。

●化学繊維

ナイロンやポリエステル、ポリウレタンなどの化学繊維は、伸縮性があって、体にフィットするのがいいところ。加えて、繊維の内部に空気を閉じ込めるための空気孔を持つものがあります。これなら保湿性が高いので、グッドです。

また、吸汗処理がされている、速乾性が高くドライなものを選ぶのがベター。でないと、吸湿性が悪く、ムレたり、体に汗が残ってしまう場合があります。

あと一つ、化学繊維のものを選ぶときは、化学繊維の割合が多いものは避けたほうが無難です。お肌のトラブルの原因になりやすいのです。

とくに敏感肌の人は、シルクやコットンなどの天然素材の割合が多い混紡のものを選ぶといいでしょう。

最近は体の蒸気を吸って発熱する「吸湿発熱素材」が開発されていて、腹巻きにも多く使われるようになっています。これもオススメです。

ちなみに私は、コットンやシルクの天然素材のものや、化学繊維との混紡のものなど、気分に合わせていろんなタイプの腹巻きを使っています。昼は薄手、夜は厚手と、一日に二枚使うのが、私流です。

「腹巻き＋α」の温めグッズを利用する

冬の寒い日はもちろん、夏場でも、冷房がガンガン効いているところでは、腹巻き＋αの温めグッズを利用したいところ。

一番お手軽なのは、使い捨てカイロでしょう。おなかや腰など、冷えが気になるところに貼っておくと、全身がいい感じで温まります。

おなかや腰なら、腹巻きの上から貼るのがグッド。低温火傷をする心配もありませ

カイロで体を温めるには貼る場所がカンジン！

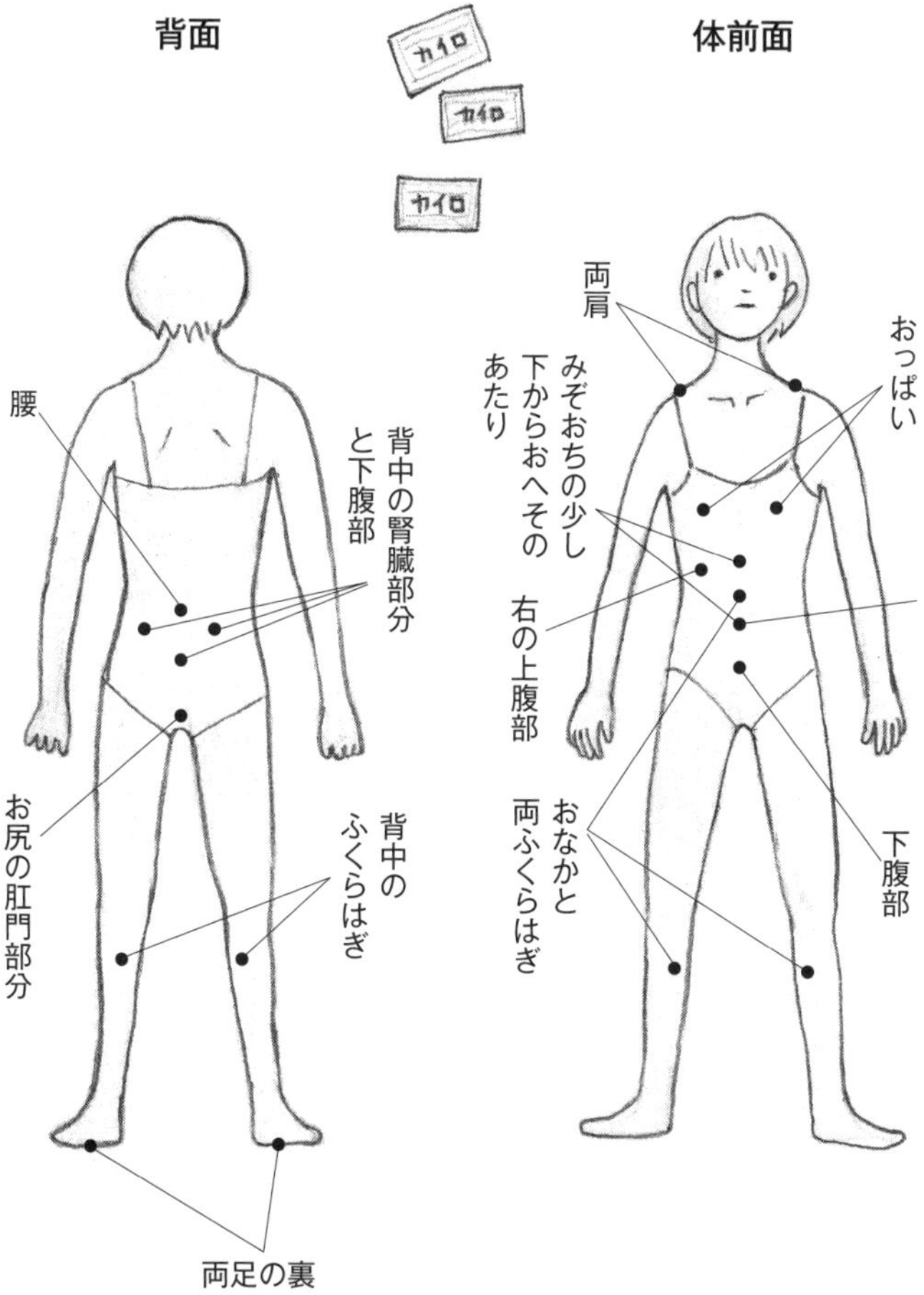

ん。おなかのおへその下六、七cmのあたりには、冷えのツボが集中しているので、そこに貼ると、より効果的です。腰は骨盤の真ん中あたりにある仙骨の周辺に貼るのがオススメ。腰全体に温かさが広がります。

また上半身では、肩甲骨の間に貼ると、血行がよくなります。つらい肩こりがあるときは、首の後ろに貼ってもいいでしょう。

下着とセットで使い捨てカイロを着用することを、冬の定番スタイルにしてくださいね。

あと、室内で使いたいアイテムの筆頭が、「湯たんぽ」です。

夜寝るときに布団のなかに入れるだけではなく、日中もけっこう使い道があります。たとえば椅子に座っているときに、太ももに置くのはオススメです。筋肉量が多く、毛細血管がたくさん通っている太ももを温めると、血行がよくなります。

また軽い運動がてら、尻や腰、おなかなど、体の周りをぐるぐる転がすのもいいですね。体全体が温まります。

最近は、お湯を入れる昔ながらの湯たんぽに加えて、レンジでチンするタイプ、携帯に便利なＣＡやスーパーモデルが使っている柔らかい素材のミニタイプなどのすぐれものがあり、いろいろな種類のものが出ています。目的に合わせて、選ぶとよいでしょう。

もう一つ、女性にぜひお試しいただきたいのが、「布ナプキン」です。

いまは、いろんなタイプのものが市販されています。たとえばスナップのついたものなら、羽つきの紙ナプキンと同じように、ショーツの上にのせるだけ。お手軽に使えます。洗うのが面倒かもしれませんが、繰り返し使えるので経済的です。最近は使い捨ての布ナプキンもあります。

一番のメリットは、子宮や膀胱を温めて冷えを解消できることです。しかも通気性が高いので、ムレにくく、かゆみやかぶれも出にくいのがうれしいところ。また生理痛や排卵痛の緩和にも役立ちます。

生理のときだけではなく、日常的に使うと、より効果的に冷えを改善できます。なかでもオススメは、よもぎ温熱パッド。子宮や膀胱、大腸にダイレクトに熱が伝わるので、血流がよくなります。

体を温める、とっておきの入浴法

体を温めるうえで、「腹巻き」と同じくらい重要なのが、お風呂に入ること。お湯の温熱効果で血管が広がり、全身の血行がよくなります。

シャワーだけだと、肌の表面が一時的に温かくなるだけ。芯から温めることはできません。お風呂の代用にはならないのです。

また湯船につかると、体に五百〜六百kgの水圧がかかるとされています。この水圧によって、静脈血やリンパ液が押し上げられ、その流れがよくなります。結果、下半身のむくみが改善されることが期待できます。

さらに特筆すべきは、リラックス効果が高いことです。副交感神経が優位になるんですね。

逆に、ストレスや疲れがあると、交感神経が優位になって、免疫機能を抑制する働きのあるステロイドホルモンが分泌されます。お風呂に入って交感神経を静めてあげないと、体調不良を招いてしまいます。

ここでは、全身がポカポカになる、とっておきの入浴法をご紹介しましょう。

●好みの温度のお湯に、うっすら汗をかくまでつかる

お風呂のお湯の温度は、人によって好みが異なるところ。私は熱めが好きなので、夏場は四十一度、冬場は四十三度に設定しています。とくに〝正解〟はないので、好みの温度でOKです。

大事なのは、うっすら汗をかくまで、しっかりとつかることです。体温が確実に一度上がりますよ。

うちの子どもたちはお風呂が大好きで、「もう上がりなさーい！」と声をかけるまで入っています。上がったときは、顔が真っ赤っか！

子どもはお風呂をイヤがるものですが、うちは壁に地方の名産品などが書き込まれている「日本の絵地図」や、水で流せるクレヨンのついた「おえかきボード」などを貼って、退屈しないよう工夫しています。このボードは、考え事をまとめるときなどに、大人にも使えます。

●三分ずつ三回つかる

長湯が苦手な人にオススメなのが、「三《サン》―三《サン》―三《サン》入浴法」です。三分浸《つ》かったら、上がって、体や頭を洗いながら三分休む。これを三セット繰り返します。長湯が苦手でも、三分くらいなら、浸かれますよね？

この方法だと、湯につかっている時間は合計九分。短いように思うかもしれませんが、かなり汗が出ます。

お風呂で半身浴がおすすめ

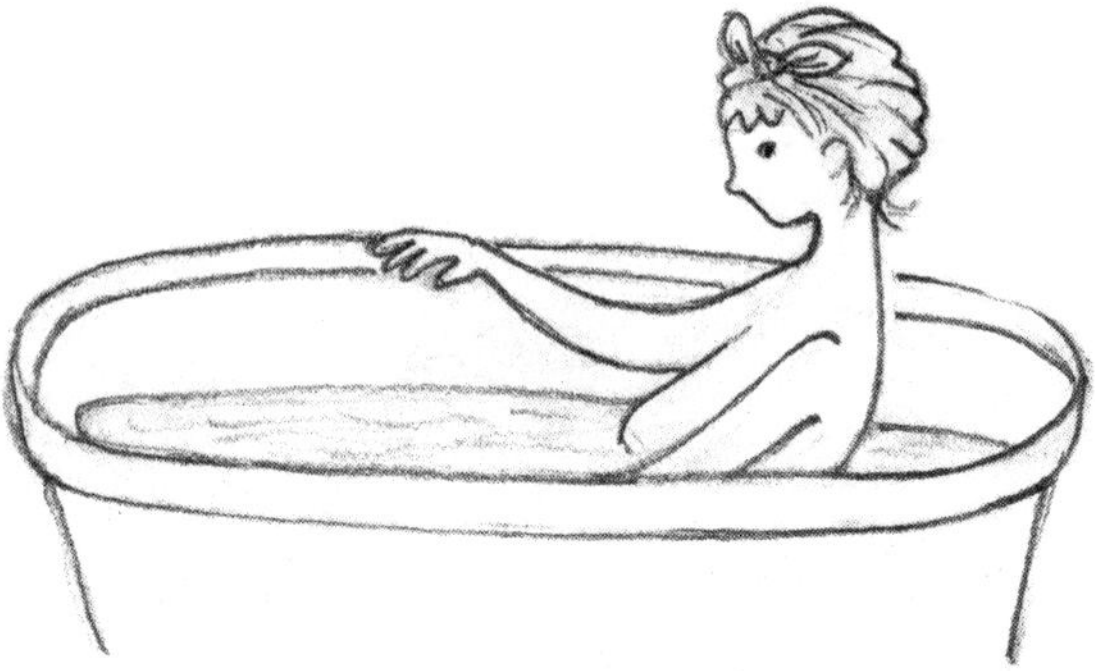

しかも三十分のランニングに相当する三百kcalものエネルギーを消費できるんですよ。ダイエットにも取り入れられる入浴法です。

●半身浴

半身浴とは、みぞおちから下だけお湯に浸かること。夏は三十八度前後、冬は四十度前後が適温でしょう。冷え性がひどい場合は、もっと熱くしてもOKです。

この入浴法は、長湯できるのがメリット。三十~四十分浸かっていると、じんわり汗をかき、血行がよくなります。

また下半身を集中して温められるので、女

性ホルモンの分泌が盛んになります。生理痛や生理不順に悩む方は、ぜひお試しあれ。

もっとも、ただつかっているだけだと退屈しますよね。お風呂用のラジオを聞いたり、テレビを見たり、本を読んだりなど、肩の張らない楽しみ事を浴室に持ち込むといいでしょう。

私も以前は半身浴をしていましたが、いまは時間がないのでやっていません。忙しい方は、暇な週末だけ半身浴にするのもいいかもしれません。

●温冷浴

四十二度以上の熱めのお湯に一～二分浸かって、上がったら二十度くらいの冷水を三十秒ほど浴びる。これを数回繰り返すのが、温冷浴です。

入浴で広がった毛細血管を、冷たい水でキュッと引き締めると、お風呂上がりに外気に触れても、湯冷めをしにくくなります。

また血管が拡張と収縮を繰り返すことで、血行もよくなります。

最後のシメは冷水にしてください。「寒くなるのでは?」という心配は無用。むしろポカポカします。

慣れないうちは、いきなり肩先から冷水を浴びず、手足など、心臓から遠いところにかけるようにしてください。

この温冷浴は、シャワーで温水と冷水を交互に浴びてもいいでしょう。四十四度くらいの熱めのお湯をあて、その後、十八度ほどの冷水を短めにあてることを繰り返し、最後は冷水で終わりにします。

理想は「夜は湯船につかり、朝は温冷シャワー」というスタイル。朝起きて温冷シャワーを浴びると、交感神経が刺激されて、代謝が活発になります。

とりわけ背中、脇の下、うなじのあたりに、重点的にシャワーを当てましょう。ここには褐色脂肪細胞という、脂肪を分解してくれる細胞がたくさんあるので、その働きがアップすると、一日中やせやすい体で過ごせることが期待できます。

●生姜《しょうが》風呂、塩風呂

湯船に生姜や塩を入れると、温熱効果がいっそう高まります。

生姜ならすりおろしたものを百〜三百g、塩なら自然のものを五百gほど入れるといいでしょう。

また生姜風呂は、最後はシャワーで洗い流すこと。塩風呂は、かゆみが出る人はダメですが、そうでなければ洗い流さなくてOKです。塩は水に溶けるとイオンの状態になって、それが皮膚にくっついて「塩類被膜」という層をつくり、保湿効果を発揮してくれます。その膜を流すのは、ちょっともったいないですからね。

このほか、日中に「冷えたな」と感じたら、「足浴」や「手浴」するのもオススメ。とてもお手軽です。

足浴の方法は、お湯を張った洗面器やバケツに足を、くるぶしの上くらいまで浸けるだけ。椅子に腰掛けて十〜十五分も浸かると、ポカポカと温まってきます。とくに足が冷たくて眠れない人は、寝る前にやるといいでしょう。

また手浴は、洗面器に手首が浸かるくらいまでお湯を入れ、十分ほどつけます。その後、十秒ほど冷たい流水を当て、また十分お湯につけることを数回繰り返す形で温冷浴をすると、なお効果的です。

足の裏も手の平も、ツボがたくさんあるところ。温めることで、内臓を活性化する効果もあります。

サウナ浴でデトックス（毒出し）効果

温熱効果が高く、しかも水出し・冷え出しに効くもののなかでも、サウナは最強です。短い時間で、高いデトックス効果が得られます。

私もサウナが大好き。冷えに悩む人はとくに、週に二回くらいは通いたいものです。

その「サウナ浴」には、いくつかポイントがあります。

一つは、一回に五～十分入り、出たら三十秒から一分間、水風呂につかるか、冷水シャワーを浴びるか、すること。温冷浴と同じで、「熱い・冷たい」を四、五回繰り返すと、体がとても温まります。

二つ目は、サウナに入っている間は、水で濡らしたタオルで頭と顔を覆い、口で呼吸をすること。より〝蒸され感〟が高まり、大量の汗が出ます。

三つ目は、サウナから出たら、冷たい飲み物を一気飲みしないこと。せっかく汗をかいて、たまった水分を排泄できても、また水分補給をするのでは意味がありません。温まった体を冷すことにもなります。

「水分補給は、サウナを出て三十分ほど経ってから、少しずつ」ということを、一つの目安にするといいでしょう。

四つ目は、塩分を補給すること。汗をかくと、水分といっしょに塩分も排泄します。塩分が失われると、冷えを感じるでしょう？　だから、自然塩をちょっとなめたり、おみそ汁などを飲んだりして、塩分を補ってあげる必要があるのです。

ところで、「ヒートショック・プロテイン」というものをご存じですか？

これは、熱によるショックで生成されるタンパク質のこと。免疫力やストレス耐性を高めると言われています。

この「ヒート・ショック」は、四十二度以上のおふろに入ると分泌されますが、サウナならもっと高い効果が期待できるのです。

冬場は「頭寒足熱ファッション」

体を温めるうえで、とくに冬場は難しい季節ですね。

「温かい服装をする＝厚着をする＝着ぶくれする＝ださいファッションになる」みたいなイメージもあって、おしゃれを楽しみたい女性には、ちょっとつらいところでしょう。

けれども大丈夫、「頭寒足熱」を基本とするコーディネートを工夫すれば、十分にファッションを楽しめますよ。以下、五つのポイントをあげてみましょう。

①トップスは薄着でOK

タンクトップや半袖・長袖シャツなど、薄くて温かい素材の肌着さえ身につければ、もこもこのトップスを着る必要はありません。

理想的なのは、たとえばセーターとカーディガンのアンサンブルのように、薄手でゆったり目のデザインのものを重ね着すること。

ぴったりしたものは体を締め付ける分、血行に悪影響が出ますが、ゆったり目ならその心配がありません。それに、ゆったり目だと洋服と体の間に空気が入りますから、温かいのです。

②首を重点的に温める

首が冷えると、全身が冷えやすくなります。マフラーやストールは冬に欠かせないアイテムと言えるでしょう。色柄が豊富だし、いろんな巻き方ができるし、さまざまなコーディネートを通して、おしゃれ感を存分に楽しめますよね。

また〝首関連〟で言うと、手首を温めることも大切。手首を見ると、皮膚のすぐ下に太い動脈が通っているでしょう？　ここを温めると、手先のみならず全身を温めることができるのです。

外では手袋、室内ではリストウォーマーを身につけることをオススメします。

③ボトムスは「＋一枚」で寒さをガード

下半身は温めないとダメ。ようは「こたつに入っている」ような感覚になるように温めるのがポイントです。

スカートでもパンツでも、下にスパッツやレギンス、厚手のタイツなどを一枚プラスするといいでしょう。

④足元は重ね履きがベスト

足を温めるアイテムが、最近は多彩になってきました。レッグウォーマーや厚手のソックス、五本指のソックスなどを重ね履きしましょう。

手首と同じで、足首は皮膚の近くに動脈が通っているので冷えやすいのです。ここの血流をよくすることで、足先まで、さらには全身が温まります。

また靴は、ハイヒールを極力避けること。足の指が動かしやすいデザインのローヒールやスニーカー、ふくらはぎを締め付けないゆったりしたブーツなどがベストです。

間違っても、素足を寒風にさらすことはしないように。体が冷えるだけではなく、見た目もあんまりかっこよいものではありませんからね。

⑤膝掛けやショールを持ち歩く

暖房がきいていても、足元は冷えるもの。オフィスでも出先でも、「寒いな」と感じたときに防寒できるよう、膝掛けやショールなどを持ち歩くことをオススメします。

以上五点が、冬場の〝あったかファッション〟のポイントです。「体を温める」という視点からおしゃれをするのも、なかなか楽しいものですよ。

冬場は「暖房汗冷え」に、夏場は「冷房冷え」に、ご用心

冬場になると、外から厚着して室内に入ると、暖房で汗をかき急激に体を冷やすことがよくあります。この温度差にご用心で、そのままにしていると体温を奪われます。

重ね着で要領よく温度にあわせて自分で調節しましょう。

また、夏場は、冷房が要注意。近ごろは節電のために、オフィスでも家庭でも、エアコンの設定温度を少し高めにするところが増えています。体を冷さないためにも、いいことです。

それでも、けっこう冷え冷えですよね？　とくにデスクワークが中心で、ほぼ一日中、オフィスにいると、どうしても体が冷えてしまいます。

膝掛けを巻いたり、ストールをはおったり、ソックスやレッグウォーマーをつけたり、場合によってはカイロを利用したりなど、防寒の工夫をしましょう。

それに、冷房のなかにいると、汗をかきませんよね？　冷たい飲み物は控えて、前章でお話しした生姜紅茶を飲みましょう。適度な発汗と、尿の排泄が促されるので、水太り・冷え太りが防げます。

また寝るときも、冷え対策を怠りなく！　寝苦しい場合はエアコンをつけてもいいけれど、パジャマは吸汗性の高い天然素材の長袖・長ズボン、タオルケットなどの掛け布団もしっかりかぶりましょう。

室温が低くても、布団のなかが温かければＯＫです。

もちろん冷房がなくても大丈夫な人は、安全なら窓をあけて風通しをよくしたり、扇風機をつけたりするといいでしょう。気持ち良く眠れます。

お悩み解決——冷えとり篇

冷え性を克服して、心身の健康を取り戻した症例を二つ、紹介しましょう。

お悩み③ 心療内科でうつ病と診断されたけれど

三〇代のCさんは、大手企業の中間管理職。上司と部下に挟まれて、ストレスの多い毎日でした。一人で仕事を抱え込んでいたのです。

そんなある日の朝、体がだるくて、起き上がれなくなりました。脱力感やめまいもあって、会社に行くことができなくなりました。その後も「食欲がない」「夜眠れない」など、不調が続きました。

「このままではダメだ」と、思い余って心療内科を受診したところ、「うつ病」と診断されたそうです。

でもCさんは、向精神薬に抵抗があって、「何とか食事や漢方で治すことはできないか」と、クリニックにやって来ました。

【解決法】

ストレスは体を冷す原因になります。

ストレスがあると、交感神経が優位になって、発汗や排泄に関係する副交感神経がうまく働かなくなるからです。それが体内に水分をためることにつながり、結果、体が冷えるわけです。

ですから、Cさんには体を温めるよう指導しました。

合わせて、うつ状態を改善するため、二つのことをアドバイスしました。一つは、食事に生姜としその葉を取り入れること。気の流れがよくなります。

もう一つは、筋肉運動。筋肉がつくと、テストステロンという男性ホルモンが分泌されます。このテストステロンには、ストレス処理を促して精神の安定を保ったり、「幸福感」をもたらすドーパミンを産生したりする働きがあるのです。

Cさんは受診してすぐ、ジムに入会。会社の帰りに毎日、筋トレに励み、サウナにも入りました。また毎日の食事に、生姜としその葉をたくさん入れた納豆を取り入れました。

結果、数カ月で筋肉がついて体が温まり、〝生姜&しその葉効果〟で夜もよく眠れるようになり、気分の落ち込みもすっかりとれました。

お悩み④ 不妊治療を受けるかどうか迷っています

三十五歳のDさんは、結婚して五年、なかなか妊娠できなくて悩んでいました。不妊外来を受けるかどうか迷っていたのです。

でも、その前に漢方を取り入れて生活を変えてみようと、クリニックを受診しました。

【解決法】

Dさんは典型的な〝水太り体質〟。とくに下半身に水分が多く、おなかは冷え冷えでした。そのために子宮や卵巣の働きが低下し、妊娠できなかったのです。

処方は簡単。水分をとり過ぎないようにし、飲み物は生姜紅茶をメインにし、食事にも生姜をふんだんに取り入れることが一番のポイントです。

加えて、一日中、腹巻きを着用して、おなかを温めると同時に、ジムでウォーキングを中心とするエキササイズをこなしました。

結果、四カ月後に、めでたく妊娠！　翌年には無事、元気な女の子を出産しました。

Dさんは「生姜で妊娠できた！」と大喜び！　私と二人で、生姜紅茶で〝祝杯〟をあげました。

3章

食べても太らない「空腹幸せ力」がつく

――この食べ方で過食・肥満・体調不良を撃退！

ニーナの体験談

快適な毎日を支える私の〝脱冷え太り〟食生活

私の朝ごはんは、手づくりの人参《にんじん》りんごジュースのみ。

「え、それだけ？　おなかが空いちゃって、力が出ないのでは？」

と思うかもしれませんが、そんなことはまったくありません。

そもそも朝は、排便・排尿をはじめとする排泄作業が行われる時間帯。食べ物を入れずに、体を排泄に集中させるほうがいいのです。

それに、細胞のエネルギー源は糖分と脂質。朝は糖分さえ補っておけば、頭はすっきり、元気いっぱいで一日をスタートできます。

私は朝起きたらすぐに、糖分補給を兼ねた朝食として、人参りんごジュースを家族四人分つくります。夫と私はこれだけで、子どもたちには玄米ごはんとおみそ汁も食べさせています。育ち盛りですからね。

昼食はだいたい、消化のいいおそば。わかめやねぎを入れ、七味唐辛子をたっぷりふりかけて食べます。体がとても温まります。

もっともお昼を食べるのは、週に二日くらいでしょうか。ちょっとおなかが空いたら、生姜紅茶を飲んだり、黒砂糖をかじったりしています。そして夕食は、基本、好きなものを食べています。外食するのは週に一日あるかないかで、家で食事するときは和食が中心ですね。焼き魚と根菜類の煮物、納豆、おみそ汁に玄米ごはん、というのがパターンです。

現代人の感覚からすると、「ものすごい粗食」というイメージでしょうか。でも私自身は、ひもじさなど微塵も感じていませんし、元気、元気！

みなさんにもぜひ、「朝は人参りんごジュース、昼はおそば、夜は和食中心メニュー」の食生活をお試しいただきたいところ。確実にダイエットになるし、体の好調も維持できますよ。やはり患者さんでお昼をせいろ蕎麦に代えただけで一週間で3キロやせたという人もいます。食事はガマンは禁物。上手に食事のとり方をコントロールすれば、決して「忍耐」は必要ありません。ムリなくヤセる健康食です。

現代人の普通食は「食べ過ぎ」

アスリートや体を使う仕事をしている人なら、たくさん食べたっていいのです。でもデスクワークが中心の人や、ふだんからほとんど運動をしない人などが、食事に「満腹」を求めるのは感心しません。

どうしても摂取カロリーが消費カロリーをオーバーして、贅肉を蓄えることになってしまいます。

単に「太る」だけではなく、さまざまな生活習慣病を招く恐れがあるのです。

巷間、女性たちのこんな声をよく聞きます。

「そんなに食べてないのに、ちっともやせないのよ。それどころか、どんどん太るのよねぇ。これが年をとるってこと？　代謝が落ちてる？」

いえいえ、年のせいではありません。

たしかに「年をとると代謝が落ちる」と言われますが、これは年齢とともに、筋肉量が落ちて、代謝が落ちていくからです。つまり、年のせいでなくても、筋肉が少ないと代謝も悪くなります。そこに拍車をかけるのが、水分過多と冷え。これが大きく影響します。

それでも「太る」もしくは「やせない」としたら、明らかに「食べ過ぎ」なのです。つまり、

「少食なのに太る」

なんてことは、ありえないのです。

いまは、おいしいものが町にあふれ返っています。またメディアは日々、グルメ情報をほとんど〝たれ流し〟状態で発信しています。

そういった「食の誘惑」に打ち克つのは、とても難しいとは思います。でも一時的に舌を喜ばせることで、健康を犠牲にしていいんですか、という話です。

それに「粗食だからまずい」というわけではありません。体にいい食べ物はおいし

いし、食べ過ぎないことでもたらされる幸福感だってあります。

私が見る限り、「現代人はみんな、食べ過ぎ」です。いまこそ改めて、「体の健康を養う」という食本来の役割を見つめたほうがいい。そこから、食生活を改善し、もっと豊かにする道が開けます。

食べ過ぎると血液がドロドロになる

食べ過ぎには、太ること以外にも、さまざまな悪影響があります。諸悪の根源は、「血液がドロドロになる」こと。

食事をすると、血液が「栄養分を消化・吸収しなくては」と、胃腸に向かいます。食べた量がスムーズに処理できる量ならいいのですが、食べ過ぎると、胃腸への〝血液出動〟が必要になります。

そのために、腎臓や大腸などの老廃物を排出する臓器に、血液が流れにくくなるのです。ようするに、血液がスムーズに流れず、よどんでしまうわけです。

血行が悪くなると、どうなるかは、前章で詳しく説明した通り。体が冷えて、それが万病を引き起こす原因になるのです。

「あー、満腹、満腹。幸せ〜！」

なんて、おなかをさすっている場合ではないんですよ。

たまに食べ過ぎるくらいならまだしも、食事のたびにおなかがパンパンになるまで食べるのは、とてもコワイことなのです。

体内の老廃物を排泄するためには、「空腹の時間」を確保するよう心してくださいね。

食欲という衝動に負けない「空腹幸せ力」を身につけましょう。

食べたものと同じ体型になる!?

東洋思想では、宇宙の森羅万象を「陰」と「陽」に分けて捉えます。食べ物も同じ。

「陰性食品は体を冷す」

「陽性食品は体を温める」

と考えられています。

詳しくは後述しますが、ここで覚えておいていただきたいのは、「陰性食品」は青・白・緑などの涼しげな色をしていて、見た目の形は「ふわふわ・ぶよぶよ」。みずみずしい、という特徴があります。

とりわけ注意が必要なのは、「白くて、ふわふわ・ぶよぶよ」している食べ物。たとえば白米、白パン、白砂糖、牛乳、生クリーム、うどん等々。これらの食品は身をもって、

「〝私〟を食べると、〝私〟みたいな体形になっちゃいますよ」

と警告を発しているのです。

これは、漢方の「相似の理論」という考え方。人は食べたものと似た体形になる、ということです。

「陰性食品」をたくさん食べると、体が冷えて代謝が下がるために、白くてぶよぶよした体形になるわけです。

そう聞くと、ごはんとかうどん、生クリームたっぷりのケーキなど、白くてふわふわした食べ物に向かっていた箸を止めたくなりませんか？

もちろん「陰性食品」のすべてが悪いわけではなく、上手に「陽性食品」と組み合わせればOKです。食事のときはこの「相似の理論」を、頭の片隅に置いておいていただければよいと思います。

「やけ食い」のストレス太りメカニズム

「ストレス太り」なんて表現があります。

これは、日ごろのストレスがたまりにたまって、それを解消するために「やけ食い」

に走ることを意味するようです。

たくさん食べれば、当然、太りますからね。

ストレスがコワイのは、緊張で体が交感神経優位になり、排泄機能が低下すること。つまり便秘のモト。

体は「副交感神経を働かせなくては」となるので、そのために「食べる」ことで胃腸を動かして、ムリヤリ体をリラックスさせようとするわけです。

それが「やけ食い」のメカニズム。

ストレス解消法と言えばそうですが、「肥満」という〝オマケ〟が洩れなくついてくるのはイヤでしょう?

ストレス解消はもっと別の方法で行うことを考えましょう。

一番のオススメは「運動する」「お風呂に入る」「腹式呼吸をする」の三つ。ようするに食べるかわりに、体がリラックスすることをやればいいのです。

一つ目の運動は、体にとってはある種のストレスですが、これが精神的なストレスを相殺してくれます。

また汗をかくという排泄行動をともなうので、副交感神経が働いて、気分がよくなります。運動については、次章でまた詳しく述べましょう。

二つ目の入浴は、心身のリラックスそのもの。しかも体が温まるので、ストレスの軽減だけではなく、冷えとりにより体調改善が望めます。

三つ目の腹式呼吸は、夜寝る前に行うのが効果的。私は寝そべって膝を立て、おへその下に軽く両手を置いてやっています。

コツは、吐く息に意識を集中すること。鼻から浅く息を吸って、あとはゆっくり時間をかけて、口から「ふーーーー」と少しずつ息を吐いていきます。

息を吸うときはおなかが膨らみ、吐くときはおなかがへこんでいく、その感覚をおなかに置いた手で感じていただくといいでしょう。

この腹式呼吸を十回ほどやれば、本当に心身がリラックスします。「食べたい」気持ちなど、まったく起きないし、〝入眠剤〟のような効果ももたらされます。

これら三つのほか、アロマも心身のリラックスにはもってこい。お部屋でくつろぐとき、眠るときなどに、いい香りに包まれていると、とても心地のよいものです。

ただし、たとえば「よく眠るにはラベンダーがいい」とか「リラックスやスキンケアにはカモミールがいい」「心がざわざわしているときはジャスミンがいい」など、いわゆる「香りにまつわる効能」に惑わされてはいけません。

「自分の好きなにおい」というのがベストチョイス。そのときの体調や気分によって、「ほんとにいいにおい。癒されるわ」と感じる種類のアロマを選んでください。

自分の本能をセラピストにする、ということです。

あと、安いものはダメ。少々高価でも、ＡＢマーク（フランスのオーガニック保証）のついた本物を使ってくださいね。

においの成分は鼻の粘膜から体に入りますから、本物でないとダメ。体が異物と判断して、リラックスするためのアロマが逆に交感神経を高める〝毒〟になりかねません。悪い添加物を含むものなら、なおさらです。

あともちろん、好きなことを楽しむのも、ストレス解消になるでしょう。

私もこう見えて、めちゃくちゃストレスを感じるほう。体を動かすことが大好きなので、運動をはじめ、〝ひとりカラオケ〟で歌い踊りまくるなどして、ストレスを発散しています。

食習慣、五つのNG

いまは世の中に、「健康にいい食習慣」に関する情報があふれ返っています。

でも、あんまり振り回されてはいけません。実際、健康によいと思って実践していることが、逆効果になる場合も多々あります。

「やめたほうがいい食習慣」を五つ、紹介しましょう

NG1 一日に三食しっかり食べる

「朝・昼・晩と、一日に三回、食事をとるのが当たり前」

そんな思い込みがありませんか？

昔と違っていまは、体を動かすことが極端に減っているのに、不思議とこの食習慣を守ろうとする人が多いように思います。

「とくに朝ごはんは、一日のエネルギー源として重要なんじゃないの？」

「一日に三回は食事をしないと、空腹の時間が長くなって、元気に動けないでしょ」

といった声が聞こえてきそうですが、そんなことはありません。

前に述べたように、朝は適量の糖分さえ補給すれば十分。満腹になるまで食べるより、むしろ頭はすっきりとよく働くし、空腹で倒れる、なんてことはないのです。

もちろん、朝起きた瞬間に猛烈な空腹感を覚えるなら、あるいは午前中に体力を消耗する何かをするのなら、食べたってかまいません。

でも、そんな人は少数派ですよね？

たいていの人は「朝は食欲がない」のではないかと思います。それは当たり前のこと。朝は「排泄の時間」だから、体も栄養補給を欲してはいないのです。

また「一日三食」という固定観念に縛られていると、「おなかが空いていないのに、時間がきたら食べる」という妙な行動に陥りがちです。

人間、おなかがすいていなければ、食べる必要はないのです。不規則になるのが心配という人がいますが、人間の歴史的には、3度の食事になったのはつい最近のこと。もっと体の声をよく聞いて、回数にこだわらずに食事をすることが健康につながるのです。

NG2 糖質制限の落とし穴

昨今、糖質制限が大流行りです。高血糖で何らかの不調のある人は、ある程度の糖質制限は必要でしょう。

でも病気でもないのに、「ダイエットのため」とか「予防のため」といった理由から、極端な糖質制限をするのは感心しません。

とりわけ主食を目の敵にして、おかずばかり食べるのはダメ。結局、高タンパクなものが中心になって、さまざまな生活習慣病を招いてしまう危険があります。

では、何を食べればいいのか。それは「歯」が教えてくれます。人間を含めた動物は、歯に合わせた食事をするのが理想的なのです。

人の歯は全部で三十二本あります。内二〇本が上下両顎の奥にある臼歯で、穀物を噛むための歯です。

あと、肉や魚などを噛むための犬歯が四本。犬歯は上下各二個の鋭い歯で、肉食獣ではよく発達しています。牙ですね。

残り八本は門歯。いわゆる前歯で、これで野菜や果物を噛みます。

こういった歯の比率に合わせて、穀類を約六割、肉・魚類を一割強、野菜・果物を三割弱とるのが、理想的な栄養バランスなのです。

NG3 塩・油を〝悪者扱い〟する

もう五〇年来、「塩は悪者」とされています。スーパーの棚には「減塩食品」があふれ返っているくらいです。

塩にしてみれば、これはとんだ濡れ衣。塩は人間の体にとって、なくてはならない食品なのです。それが証拠に、血液や汗、尿など、人間の体液にはすべて、塩分が含まれているではありませんか。

といっても、「しょっぱいものをたくさん食べなさい」と言いたいのではありません。塩分の摂取は、「出してとる」のがポイント。運動やお風呂で汗をかいたら、積極的にとるように心がけてください。

それも、できれば精製塩ではなく、自然塩がいいですね。ミネラルたっぷりで、体を温める作用があります。

また油には、「太る」イメージが強いかもしれませんが、それはとり過ぎによる弊害。塩と同様、油も人間の体には欠かせない栄養素なのです。

たとえば細胞膜を形成したり、肌や髪の毛の健康、脳や神経の機能を保ったり、ホルモンの材料になったりなど、とても重要な役割があります。

ただし、油なら何でもいい、というわけではありません。サラダ油にもいろいろあって、いちがいに悪いとは言えませんが、控えめにしたほうがいいでしょう。酸化したり、加熱したりすると、体によくない影響が出る危険があります。

また一時、アマニ油とかココナッツオイルなどが流行ったこともあるものの、高価ですよね？　あんまりその種の健康情報に振り回されてはいけません。

私がオススメするのは、オリーブオイルです。健康効果が高く、安価で、手に入りやすいのが一番のメリットでしょう。

NG4 サラダはヘルシー

「食事を軽くしたい」思いから、「ランチはサラダにしよう」「夕飯はサラダだけですませよう」と考える女性は多いでしょう。

そのくらい「サラダ＝低カロリー＆ヘルシー」という思い込みが強いのだと思います。けれども、それは大きな間違い。

サラダは通常、レタスやキュウリ、トマトなどの夏野菜が中心です。言い換えれば、夏の暑い時期に、ほてった体を冷すために食べるものです。

ですから、夏に食べる分には、まぁヨシとしましょう。

ところが現在、これらの野菜は年がら年中、つくられています。冷蔵庫にも入っていますよね？　それで冬場も、食べてしまうことになります。

当然、体が冷えますから、〝サラダ食〟はヘルシーではないのです。

とりわけ夕飯はダメ。夜は体温が下がるので、逆に体温を上げる食べ物を積極的にとったほうがいいのです。

どうしてもサラダを食べたいなら、海藻類やゴボウ・人参などの根菜類、タマネギ、豆などを選んだり、ドレッシングをしょうゆベースのものにしたり、体を温める工夫をしましょう。

NG5 足りない栄養素をサプリで補う

カルシウム、マグネシウム、亜鉛、ビタミン類、酵素、メラトニン、DHA、コラーゲン、コエンザイムQ10……いまは、本当に多種多様なサプリメントが市販されています。

食品からはとりにくい栄養素を補給する人、美容のためにいいとされている成分のものを飲む人、食事がわりに大量に飲む人など、摂取のし方も多様です。

そういったサプリを飲むことで、明らかに体調がよくなったと実感しているのなら、「やめなさい」とは言いませんが、基本的に私は、

「サプリの摂取は控えたほうがいいですよ」

と申し上げています。

理由は、サプリメントには「特定の成分が大量に含まれている」ことにあります。

食べ物と同様、サプリメントも胃で消化され、小腸で吸収されます。それが血管を通って肝臓に運ばれ、一部が分解されて、残りは血液とともに全身をめぐりながら、さまざまな細胞に届けられます。

それはいいのですが、特定の成分が大量に運ばれれば、栄養バランスが偏ります。また複数のサプリメントを組み合わせると、場合によっては副作用が出ることもあります。薬ほど強い作用はないにせよ、蓄積されることの弊害は避けられないでしょう。

栄養分は基本、食べ物からとるだけで十分だと、私は考えています。サプリメント

に頼らずとも、人間には健全な治癒力が備わっていることを忘れないようにしてくださいね。

「断食《だんじき》」は薬になる、すなわち食べ物を減らす

私は風邪をひいたとき、父から「食べるな！」と言われました。

一般的には「風邪のときこそ栄養をしっかり取るべし」と言われていますが、実は逆なんです。

「食べなければ風邪が治る」

これが真実です。

「断食」と聞くと、それだけで「え？　体力が衰える一方じゃない」と尻込みする人が多いかもしれません。でも体重が四十kgくらいの人だって、断食して元気になる人

がたくさんいます。

しかもガンになっても、断食のおかげで元気になる人がいます。ガン細胞は栄養満点な人が大好き。だから栄養をとらなければ、ガン細胞は元気をなくすのです。「断食」までいかなくとも、食べ物を減らすことはとても大事です。とりわけ断ったほうがいいのは、肉や牛乳などの動物性の食品です。

タンパク質を分解するためには、そのための酵素を胃や膵臓《すいぞう》からいっぱい出さなければならないし、脂肪も膵臓から分解酵素を出す必要があります。またやっと分解して血液のなかに入ったら、今度は肝臓で解毒しなくてはいけないし、それを腎臓で濾過しなければなりません。体にとても負担がかかるのです。摂取するものを変えて、食べ物を減らすこと。これが「空腹幸せ力」につながります。

食べ物をめぐって、父と患者さんがこんな会話をしていたことを覚えています。

「先生、もう牛乳は飲んではダメですか？」

「そんなことを言っているうちは、治りませんよ」

「肉は？　ときどきなら、いいんじゃないですか？」

「何のために私のところに来たんですか？　ここで治療をする以上、私の言う通りにしてください。牛乳も肉も一切ダメ。しっかりやる気にならないといけません」

そんな父ですから、牛乳も肉も卵も絶対に食べませんでした。私たち家族がよく食べたのはお寿司。おいしいうえに、栄養バランスがいいので、お寿司やお刺身はどんどん食べてください。タンパク質や脂肪は魚から良質なものが摂れるのですから、何も肉を食べる必要はないでしょう。

食品の陰陽を知る

では「何を食べると体は幸せになるか」よく食べ物を見きわめましょう。

これまでも「陽性食品」「陰性食品」といった言葉を使ってきました。ここで一度、それぞれを簡単に見分ける特徴を整理しておきましょう。

【陽性食品】

・北方の寒いところでとれるもの
・水分が少なく、かたいもの
・黒や茶色、または暖色系の濃い色のもの
・塩気が強いもの
・冬が旬のもの

【陰性食品】

・南方の暖かいところでとれるもの
・水分が多く、柔らかいもの
・白や、暖色系の薄い色のもの
・甘みのあるもの
・夏が旬のもの

自分の体質に合わせて知っておきたい陰性食品表

	陰性食品
炭水化物	白米、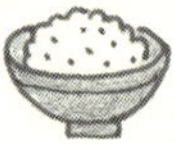 白パン、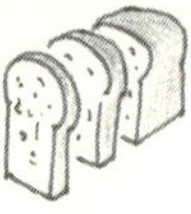 うどん
野菜	キュウリ、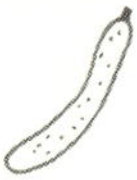 ナス、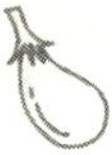 トマト、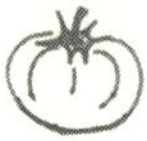 大根、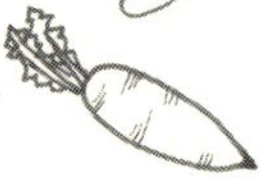 モヤシ、 葉野菜 
果物	バナナ、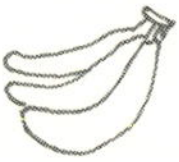 パイナップル、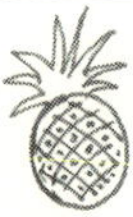 マンゴー、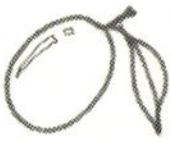 グレープフルーツ、 スイカ、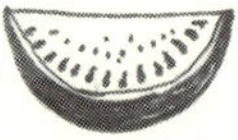 メロン、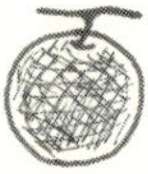 キウイ 
タンパク質	白身の魚肉、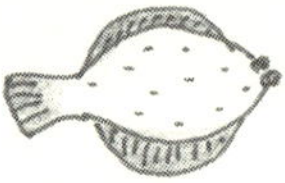 豆乳、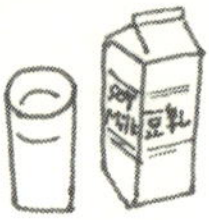 豆腐、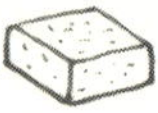 白ごま
飲み物	白ワイン、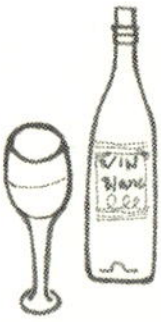 ビール、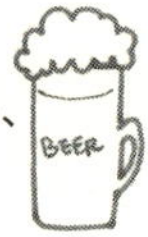 緑茶、コーヒー 
調味料	白砂糖、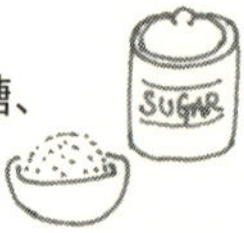 マヨネーズ、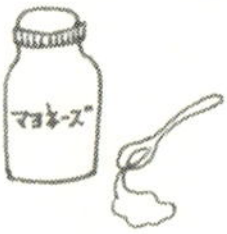 酢 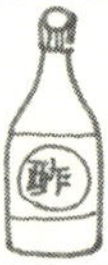

自分の体質に合わせて知っておきたい陽性食品表

	陽性食品
炭水化物	玄米、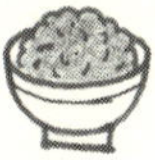 黒パン、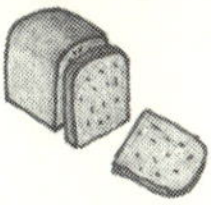 そば 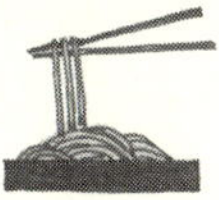
野菜	人参、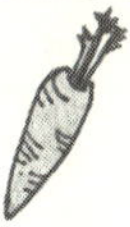 ゴボウなどの根菜類、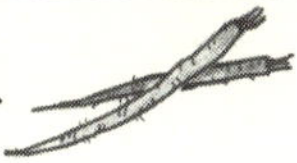 かぼちゃ 
果物	りんご、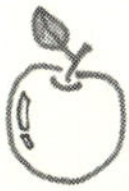 さくらんぼ、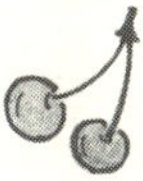 ぶどう、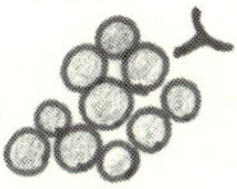 プルーン 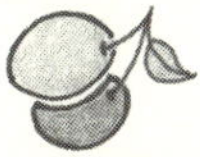
タンパク質	赤身の魚肉、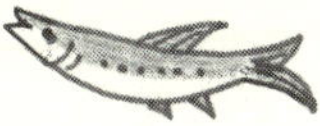 魚介類、納豆、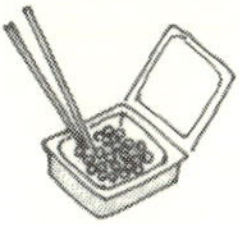 黒ごま
飲み物	赤ワイン、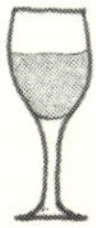 黒ビール、梅酒、紅茶 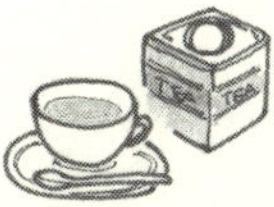 ココア、
調味料	味噌、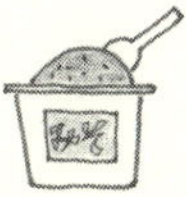 しょうゆ、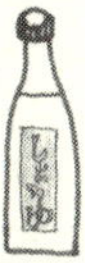 塩、黒砂糖

どうでしょう、わかりやすいと思いませんか？

おもに、北の寒い地方では体を温めるもの、南の暖かい地方では体を冷すものがとれて、地域の人々の体調を整えるのに役立っているわけです。

ほかに、どちらにも属さない「間性食品」というものもあります。

たとえばヨーグルト。原料の牛乳は陰性食品ですが、水分が減って発酵されると、間性食品になります。さらにチーズのような発酵食品になると、陽性食品に変わります。間性食品は総じて、熱や塩を加えると、陽性食品になります。

参考までに、陰性食品・陽性食品の代表的なものを、前ページで表にしておきました。

気づかうべきは「栄養バランス」より「陰陽バランス」

前掲の表を参考にして、日常の食生活では、体を温める陽性食品を中心にとるよう心がけてください。

と言っても、「陰性食品はダメ」というわけではありません。陽性食品をプラスしてあげればいいのです。〝プラスひと工夫〟の例を紹介しておきましょう。

・白米に黒ごまをたっぷりかけて
・白菜やキュウリ、ナスなどはぬか漬けで
・キュウリにみそをつけて
・うどんにはネギと七味唐辛子をたっぷりかけて

・野菜類は生より煮物や炒め物で
・コーヒーにシナモンをふって
・豆腐やナスは田楽にして

などなど。陰性食品を食べるときは、火を通すか、陽性の調味料・薬味とともにいただくかするのがコツです。

もちろん陽性食品にも同様の調理法や付け合わせなどをプラスすると、体を温める効果は倍増します。生姜はもちろん、みそ、ネギ、ニンニク、ミョウガ、海藻などは、積極的にプラスワンしたい食材です。

冷え対策にも取り入れたい「抗がん作用」の強い食材

「二人に一人はがんにかかる」と言われる時代。がんも生活習慣病の一つです。ふだんの食事に「抗がん作用」の強い食材を取り入れるといいでしょう。

アメリカ国立がん研究所の「抗がん作用ランキング」で、最強の食材とされているものに、生姜、ニンニク、キャベツ、大豆、人参、セロリがあります。次いで抗ガン作用の高いのが、カリフラワー、ブロッコリー、レモン、オレンジ、ナス、タマネギ、玄米、ピーマンなど。毎日とれる食材ばかりです。

うれしいことに、この種の食材は冷え対策にもなります。以下、ポイントをあげておきますので、積極的に取り入れるようにしましょう。

●生姜というすごい薬

ここまでおもに「生姜紅茶」について述べてきましたが、もう少し詳しくお話ししましょう。

生姜は古来、洋の東西を問わず、薬として用いられてきたものです。

たとえば中国では、紀元前五百年ごろに活躍した偉大な思想家である、あの孔子大先生が毎日の食事で、必ず生姜を食べていた、という記録があります。

もちろん薬学の本には明の時代から「生姜は万病に効く」と記載されていますし、漢方薬の約七割に生姜が基本成分として使われているという事実もあります。

また西洋でも、中世のイギリスでペストの感染を防ぐのに生姜が食べられるなど、生姜の薬効は古くから知られています。

その薬効をもたらすのが、しょうがの辛み成分であるジンゲロールとショウガオール。ジンゲロールについては、前にも述べましたね。血行を促進して、免疫力を高める効果があります。がんなどの病気から、体を守ってくれるのです。

もう一つのショウガオールには、脂肪や糖質の燃焼を促して、体温を上げる効果があります。加えて、血液をサラサラにし、コレステロールを下げる働きがあり、さらにがんをはじめとする万病を招く「活性酸素」の発生を防ぐ作用もあります。

生姜ががん予防に効果があるとされている所以です。

それはさておき、生姜は生のままでもさまざまな効能がありますが、加熱して乾燥

蒸しショウガ用の乾燥ショウガの作り方

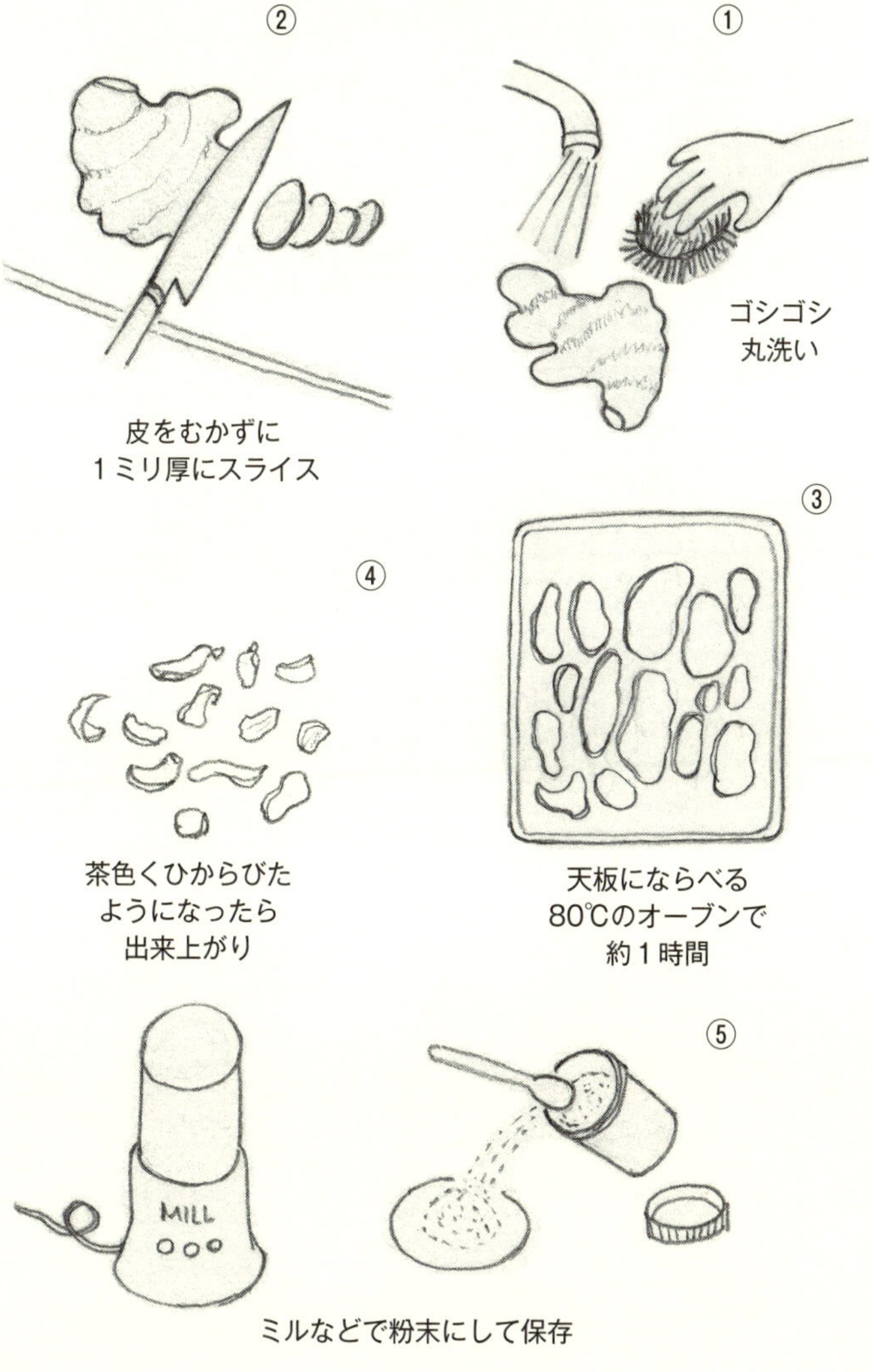

させると、もっとすごいパワーを発揮します。ショウガオールが約十倍に増えて、より体を温めることができるのです。

オススメは「蒸し生姜」。家庭でも簡単につくれます。レシピは以下の通り。

①皮付きのままタワシでよく水洗いします。汚れている部分をこそげ落とす要領で

②繊維に垂直に、一㎜の厚さにスライスします。

③スライスした生姜を重ならないように天板に並べ、八十度のオーブン（設定できなければ百度でも可）で約一時間、加熱します。

④生姜が茶色く、ひからびたようになったら、できあがり。乾き切らない場合は、加熱時間を延長してください。

⑤乾燥させた生姜をミルなどで粉末にして保存します。または乾燥生姜をそのままか、刻んで利用してもＯＫです。

こうして乾燥生姜をストックしておくと、いろんな飲み物・食べ物にさっとふりかけられるので、とても便利です。常温で三カ月もちますから、たくさんつくっておいてもいいですね。

何と言っても生姜は、すごい薬。外出にも携帯して、ヘルシーライフを実践してみてください。

●陽性食品ニンニクで体をパワーアップ

ニンニクは陽性食品。血行をよくする、内臓を温めて代謝をあげる、発汗・利尿作用や殺菌・抗菌作用、抗がん作用などがあります。にんにくのアリシンという成分がビタミンB_1と結びついて体内に吸収されアリチアミンという物質になり、疲労回復にもってこいです。

においが気になる人もいるかと思いますが、最近はにおいの少ないタイプのニンニクもあるので、大丈夫。大いに日常の食に取り入れてください。

●一日一杯の人参りんごジュースで病気知らず

果物の多くは陰性食品ですが、寒い地方でとれる果物は別。とりわけリンゴは、世界的に健康効果が認められている果物です。

「りんごは医者を遠ざける」

といった意味のことわざが、さまざまな国で伝えられているくらいです。

りんごには、腸内の余分な糖分やコレステロールを体の外に排出する働きがあります。糖尿病や高脂血症などの生活習慣病の予防になるし、整腸作用もあって便秘や下痢の改善にも効果的。また皮には、強力な抗酸化作用のあるポリフェノールが含まれていますから、アンチエイジング効果まで期待できます。

また人参は、やはり陽性食品ですから、体を温めて血行をよくし、胃腸の働きを活発にします。また抗酸化作用の強いβカロテンという成分を含んでいるので、病気になりにくい体をつくるのに一役買ってくれます。

このりんごと人参というパワフルな食材でつくるのが、私が生まれてこの方飲み続けている人参りんごジュースです。

一人分の材料は、人参二本とりんご一個。皮をむかず、種も除かず、適当な大きさに切ってジューサーにかけるだけで、約四百四十ccのジュースのできあがり。

氷や水を入れずに常温にして、噛むようにゆっくりと飲んでくださいね。「人参のにおいが苦手」な人はりんごを多めにしてもいいし、「冷たいほうが飲みやすい」人は人参とりんごをあらかじめ冷しておいてもOK。自分なりに工夫して、おいしい飲み物に仕上げましょう。

ちなみにミキサーよりジューサーがベター。ミキサーだと食物繊維が残るので、胃の中で消化するのに時間がかかり、栄養素の吸収を妨げる恐れがあるからです。

この人参りんごジュースは、自然療法を行う世界中の治療院で飲まれています。なかでも有名なのが、今はもう存在しませんがスイス・チューリヒにあったベンナー病院。二十年以上に渡って、自然食をメインにした食事療法で、難病の患者さんを治した実績があります。ここでの朝食は、人参りんごジュースのみ、なのです。

「現代人に不足しがちなビタミン約三十種類と、ミネラル約百種のほとんどすべてを含む飲料で栄養価が高く、しかも現代病を予防する効果がある」

というのが、その理由。

みなさんもぜひ、お試しあれ。朝一杯の人参りんごジュースが、病気知らずの元気な体をつくってくれます。

●胃腸に特効、マルチな〝薬効〟キャベツ・パワーに注目！

生キャベツには、胃粘膜を修復し、胃腸の状態を整えるビタミンUが含まれています。火を入れないほうが吸収がよいので、サラダや千切りなどにして、モリモリ食べるといいでしょう。葉っぱの野菜は体を冷やす陰性食品ですが、キャベツは葉が固く巻く力が強いので冷やさない「間性食品」と考えてよいです。

栄養分としては、ほかにビタミンC（抗酸化作用、美肌作用、疲労回復、免疫力アップ）やビタミンK（止血作用、骨粗鬆症予防効果）、βカロテン（抗酸化作用など）、ビタミンB群（エネルギー代謝をサポート）、イソチオシアネート（がん細胞の増殖を抑制）、葉酸（貧血予防、胎児の発育をサポート）、カリウム（利尿作用、降圧作用）、食物繊維（便通改善、美肌、コレステロールや糖の吸収を穏やかにする）などを含みます。マルチな〝薬効〟が期待できる野菜と言えます。

「もっと健康効果が上がる食べ方をしたい」という方は、酢キャベツや発酵キャベツがオススメです。

「酢キャベツ」は、キャベツを千切りにして瓶に入れ、ヒタヒタの酢につけたもの。ふたをして冷蔵庫で保存し、一週間から十日ほどで食べごろになります。さっぱりしておいしいですよ。

また「発酵キャベツ」は、まずキャベツ一個分を千切りにしてファスナー付き保存袋に入れ、塩（小さじ四）、砂糖（小さじ二分の一）を混ぜます。その袋に重しをして三〜六日間、常温で発酵させます。言ってみれば、キャベツの漬け物みたいなものですね。

キャベツに限らず、チーズやヨーグルト、納豆などの発酵食品は、酵素が増えるので、代謝がアップします。

と同時に、乳酸菌も増えて、腸内環境が整います。健康にいい効果がたくさん得られますから、発酵食品はぜひ毎日の食事に取り入れてください。

適量のお酒は百薬の長、体を温める飲み方でポッカポカ！

一日の終わりに飲むお酒、おいしいですよね。私も週に一、二度、ビールの後に芋焼酎をロックで数杯飲んでいます。おかげで体はポッカポカ。心地よく眠りにつけます。

とはいえ、お酒にも陽性と陰性があります。

体を温めるお酒は、私の好きな芋焼酎や赤ワイン、日本酒、紹興酒、梅酒など。逆に、ビールやウイスキー、白ワインは体を冷します。

酢キャベツ・発酵キャベツのつくり方

▶酢キャベツのつくり方

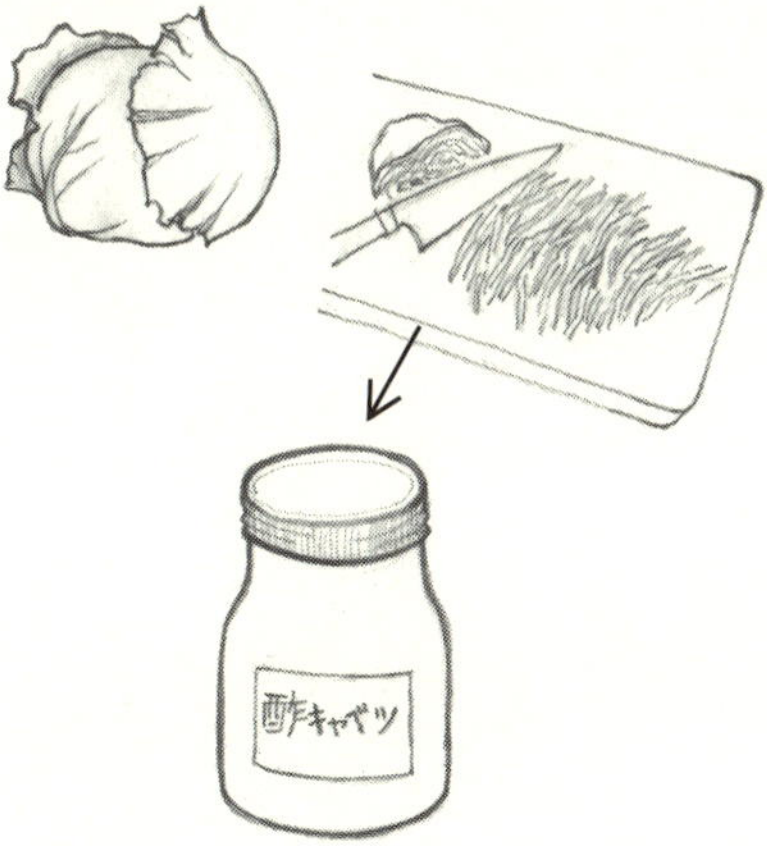

材料

キャベツ大１個、酢 400mL、塩少々。びん。

つくり方

キャベツを洗い、千切りにする。ヒタヒタの酢につける。冷蔵庫で保存して１週間～10日で食べごろ。

▶発酵キャベツのつくり方

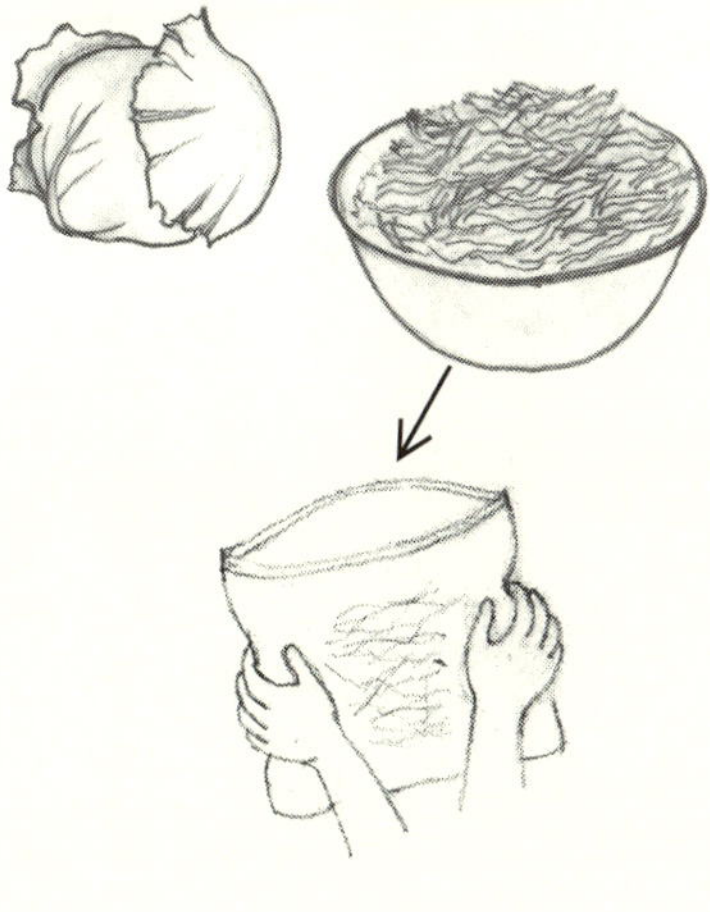

材料

キャベツ大１個、塩、砂糖。ジッパーつき保存袋。

つくり方

キャベツを洗い、千切りにする。キャベツ１個分と塩と砂糖（４対 0.5）をまぜる。ジッパーつきの保存袋に入れ、重しをして３～6日間、漬け物のように常温で発酵させる。

でも「陰性のお酒はダメ」ということはありません。ようは陰陽バランスの問題なので、陰性のお酒が好きな人は、つまみを陽性の食品にすればＯＫです。たとえば生姜のみそ漬けとか、ドライフルーツ、チーズ、明太子、塩辛などなど。

またお酒を飲む前は、運動やお風呂、サウナなどでしっかり汗をかいておくといいでしょう。あらかじめ水分を排出しておくと、二日酔いの予防になります。

健康にいい、体の温まる飲み方をして、大いにお酒タイムを楽しんでくださいね。

日本酒と焼酎を比較すると、焼酎の方が身体を冷やしやすいんですね。なので、焼酎の肴は陽性（身体を温める）食材、たとえば肉類との相性がよく、日本酒にはカボチャや大根などの野菜や蕎麦・豆腐など、中庸《ちゅうよう》系な食材がよく合うといわれます。

中医学の薬膳の陰陽の食材と、マクロビオティックと、漢方と・・・それぞれ違っていて、ややこしいのですが、前にも食材の陰陽のお話をしたように、「身土不二《しんどふじ》」（人の体と土地は切り離せないもの）の考えにもとづいて、その土地で採れる旬の食材を食べることが体によいという考え方。

北で採れるものは温まる、南は冷やす夏に飲んでおいしいお酒は、ビールや白ワインですよね？

だから、こちらは冷える。またウイスキーも原材料が小麦粉（陰性）やトウモロコシ（間性）なので、どちらかというと冷える方でしょうか。焼酎も芋焼酎は、根菜だから温める、麦焼酎は冷える。日本酒は米ですが、熱燗で飲めば温まる方。

また、赤ワインもポリフェノールもあって温め効果ありですね。色と原材料、産地で体にいい良質のものを選びましょう。

お悩み解決——食事篇

食欲をコントロールするのは難しいもの。でもムダな食欲をなくせば、ダイエットと健康回復が一挙両得。症例を二つ、紹介しましょう。

お悩み⑤　太りたくない気持ちから過食と嘔吐を繰り返し…

三〇代のEさんは、十代のころから自分の体形にコンプレックスがありました。「太りたくない」一心で、過食と嘔吐を繰り返すようになったといいます。

ただ結局、吐き切れなかた食べ物が胃のなかに残り、体重はいっこうに減らなかったのです。しかも十五年以上も続く過食・嘔吐により、自分にとって適切な食事の量がわからなくなっていました。

そこで「断食をすれば治るかも」と思って、イシハラクリニックを受診されたのでした。

【解決法】

Eさんには、一日一食にして、おなかが空いたら黒糖を食べるように指導しました。それまでEさんには、「ダイエットをするにしても、一日に三食食べるのが基本」という考えががんこにあったようです。

「一食でもいいんだ」

とわかったことで、肩の荷がおりたそうです。

結果、二カ月で体重が三kg減少。過食・嘔吐はピタリと止まり、自分に合った食事量がわかるようになりました。時々、友だちとランチをしても、食べる量をコントロールできるようになったし、ランチを食べ過ぎても夜の食事を抜くなどして調整する余裕もできました。いまはすっかり、精神的にも安定しています。

お悩み⑥ 仕事のストレスから過食。体が重く、動くのもイヤ

四〇代のFさんは、一六三cm・七九kg。かなりの〝太めさん〟でした。仕事のストレスから過食に陥った結果です。典型的な〝ストレス太り〟です。

体重が増えただけではなく、胃もたれや逆流性食道炎もあり、気分も抑うつ状態。受診当時は「体が重くて、動くのもイヤ」だと言っていました。

【解決法】

Fさんにまず必要なのは、ダイエットです。朝は人参ジュース、昼はできるだけそば、夜は納豆に生姜とシソを入れたものを必ず食べるよう指導しました。

合わせて、スクワットを三十回やってから入浴し、週末にはウォーキングをし、近くのスーパー銭湯の岩盤浴に行くよう指導しました。

結果、最初の一カ月で体重が三kg減少。気をよくして続けたところ、その後も月に三kgペースで体重が減り、約四カ月を経た現在は六十六kgまで落ちました。

と同時に、少食により、胃もたれと逆流性食道炎も治りました。

「一日に食べる量を決めてもらったおかげで、楽に食事療法を続けられました」とFさん。過食しそうになったときは、黒砂糖を三～四カケつまんで血糖値を上げ、暴飲暴食を防いだそうです。

また毎晩のスクワットで筋力がついたことにより、週末のウォーキングがしだいに楽になりました。プラス岩盤浴で思い切り汗をかくと、気分も爽快！　気持ちの落ち込みがなくなり、何事も前向きに考えられるようになったといいます。

体力がつくと、ストレスに対抗できる力もつくのです。

4章

ゼイ肉を筋肉に変える「ほかほかボディ」をつくる

——楽しく筋肉量を増やす〝代謝体操〟が正しい

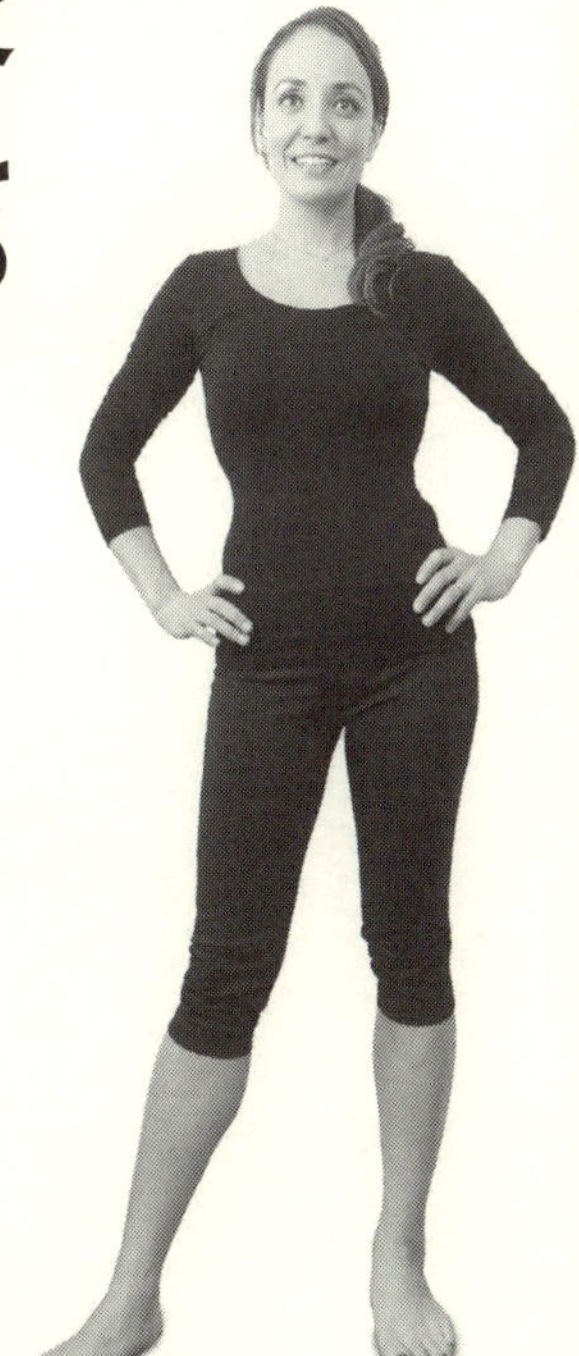

ニーナの体験談

私の「ほかほかボディ」エキササイズ・メニュー

朝起きて、家族の人参りんごジュースと子どもたちのお弁当をつくったら、食器洗い、洗濯物干し、掃除機かけ、お風呂洗いなどの家事を全部、ワーッとやってしまいます。一時間くらいでしょうか。

その後、八時半から九時の三十分間はジョギングタイム。けっこう速めのペースで約四・五㎞ほど走ります。前の晩に飲み過ぎたときなどは、五〜十分で切り上げますが、〝休みの日〟はありません。雨が降っても、ジョギングウエアの上から合羽をかぶれば大丈夫。キャップとサングラスもつけていますし、雨を感じないくらい、濡れずにスイスイ走れます。

走った後は、マンションの下でちょっと筋トレをやって帰宅。シャワーで汗を流してから、クリニックに出かけます。自転車をかっ飛ばして五分で到着です。

そして仕事を終えたら、子どもたちが帰ってくる八時くらいまでが、またエキササイズタイム。ジムのプールで二、三十分・一㎞泳いで、サウナに入って帰宅します。あたかも毎日、トライアスロンのトレーニングをしているようなものですね。

また休日には、去年から始めたゴルフとか、「昔取った杵柄《きねづか》」とばかりに復活させたサーフィン、ダイビング、スキー、スノボなどを楽しんでいます。

でもみながみな私と同じことをする必要はないですよ。のんびり自分のペースで始めて馴れてきたら増やしていけばいいでしょう。

私はもともとスポーツ好き。中学のときはソフトボールをやっていて、四番でショートでキャプテン。ときどき、リリーフピッチャーもこなしてました。

父からも「クラブ活動があるなら、必ず運動部に入りなさい」と勧められました。運動をすると、体力がつく。体力がつくと、勉強もできる」というのがその理由です。

子どものころも、旅行に出かけて、ちょっと食べ過ぎると、プールや海で泳がされたり、エキサイズ・ウォーキング並みに歩かされたり。「お腹に食べ物を入れたら、必ず腹ごなしに動け」というのが父の教えだったのです。

ただ高校は「医学部進学を目指して勉強をがんばる」という名目の下で、部活は文化系の茶道部。浪人、大学、研修医時代と十年以上は、あんまり運動しませんでした。そのころの体調不良は、その運動不足と無縁ではありません。病気を招く「冷え太り」につながります。

もちろん、クリニック勤めになって、本格的に運動を再開したいまは、すこぶる元気！　身をもって、運動の大切さを実感しています。

冷え性になるか、ならないかは「筋肉量」で決まる

「体温の四割を筋肉がつくりだしている」

ということを、知っていますか？　逆にいえばそれは、

「十分な筋肉量がないと、自分で熱をつくりだすことができない」

ということです。

このこともまた、冷え性になる大きな原因の一つ。体温が低い人で筋肉量の多い人はいないし、体温が高い人で筋肉量の少ない人はいない、というのが事実。

実際、クリニックに訪れる女性患者さんを見ていると、若くても筋肉量の少ない方がとても多いのです。なかには「高齢者並み」の方もおられます。

そういう方は例外なく、冷え性です。頭痛、肩こり、胃腸の不調、うつなどの悩みも抱えていらっしゃいます。

適度に筋肉があればこそ、体温が高くなり、代謝力も高まるわけです。

では、筋肉をつくるにはどうすればよいのでしょうか。

これは「運動」しかありません。体を動かすことでしか、筋肉はつかないのです。

現代人は総じて、運動不足で食べ過ぎ。贅肉だけがたまって、筋肉が萎える一方なのです。体が冷えて、体調が悪くなるのも、当たり前と言えば、当たり前のことです。

と言っても、何も〝マッチョ〟になる必要はありません。

健康体を望む私たちが目指すべきは、「発熱ボディ」。三十七度前後の平熱を保てる程度に、熱産生のいい筋肉量を確保することです。

「筋肉は、健康に生きるためのエネルギーをつくる自家発電機のようなもの」

というふうに捉えて、筋肉をしっかりつけるようにしなくてはいけません。

とくに下半身の筋肉が重要

「筋肉を鍛えましょう」

と言うと、すぐに意識が上半身に向かう人が多いようです。

おそらく、大きな力こぶをつくったり、胸筋をピクピクさせたり、腹筋が割れていたりする、ボディビルダーをイメージするからでしょう。

けれども極端な話、上半身は鍛えなくてもけっこう。大事なのは下半身の筋肉です。

なぜなら体の筋肉は、七五％が下半身についているからです。

その圧倒的に量の多い下半身の筋肉を中心に動かしたほうが、効率よく熱をつくりだすことができるではありませんか。

ですから腕立て伏せも、腹筋も、ベンチプレスも、そんなにがんばってやる必要はありません。それよりも動かすべき筋肉は、下半身の筋肉だということを覚えておいてくださいね。

もちろん上半身の筋肉も動かすに漉したことはありませんが、隙間時間にできる簡単な運動で十分です。

筋肉の大切さがわかる宇宙飛行士と骨粗鬆症の関係

宇宙に飛び立ち、無重力空間で長期間過ごす宇宙飛行士たちは、地球に帰還すると、しばらくは思うように歩けない状態になるそうです。

筋肉が萎えてしまうんですね。そうすると当然、骨も代謝が衰えて弱まりますから、骨粗鬆症になってしまうとも聞きます。

宇宙飛行士たちはそうならないように、宇宙でも一生懸命に筋トレに励んでいますが、骨を強くするには至らない、というのが実情でしょう。地球に降り立つと同時に、厳しいリハビリ生活に入らざるをえないわけです。

地球にいる私たちだって、あまり重力の負荷がかからないような暮らしをしていれば、同じことが起きます。

たとえば椅子に座っている時間が長いとか、暇さえあれば寝っ転がってる、移動はもっぱら車を利用するなど、体を動かさない人は無重力空間にいるのも同然なのです。

骨を含む体を丈夫にするためには、「地に足をつけた運動」こそが必要不可欠であることを覚えておきましょう。

運動のし方、五つのNG

「運動はしたほうがいい」とわかっていても、大多数の人は実行できないのではないでしょうか。それに、運動の取り入れ方そのものが間違っていることも多いようです。

次の五つのNGを知り、楽しく運動を続けましょう。

NG1 歩いていれば大丈夫

「特別な運動をしなくても、毎日よく歩いていれば大丈夫」と思っている人は多いでしょう。

もちろん、歩くこと、ウォーキングは大変よい運動です。何より道具もいらず、技術もいらず、手軽にできますし、下半身を効果的に動かせます。また地面を踏むことによって、足裏が刺激されますから、足元に集まった血がポンプのように上半身に押し上げられ、血のめぐりもよくなります。

しかも歩くと、気持ちがいいですよね？　自律神経のバランスが整い、心を安定させる脳内物質のセロトニンやα波が出るとも言われています。精神面にもよい影響があるのです。

ですから大いに励んでいただきたいところですが、残念ながら、「歩いていれば大丈夫」とまでは言えません。なぜなら、筋肉にかかる負荷が小さく、筋肉量が期待するほど増えないからです。よく、ぶらぶらはダメ、早足で歩け、というのはそのためです。やはり筋トレをプラスしないと、十分ではないのです。

NG2 運動すると、男性のような筋肉質な体になる

「運動が嫌い」と言う女性に、よくよく話を聞いてみると、「男性みたいな筋肉質な

体になりたくない」という答えが返ってくることがけっこうあります。体つきが女性らしくなくなることを恐れているようです。

それは大きな勘違い。たしかに、あまり運動をしなかった人が体を動かし始めると、太ももやふくらはぎ、二の腕が太くなる場合はあります。

でも大丈夫。一時的にそうなるだけで、そのまま運動を続けると、必ず元の体形に戻り、さらにもっと引き締まってきます。

その理由は、運動で増えた筋肉が周囲の脂肪を燃やし始めるからです。つまりそれまで筋肉の周りにたっぷりついていた脂肪が燃焼して、どんどん減っていくのです。

よく「運動は続けないとダメ」と言われるのは、筋肉量を増やすには常に筋肉を使っていることに意味があるからです。

「運動をしないと、ぽっちゃり、ぶよぶよの体形になる」

「日常的に運動をしていると、筋肉量が増えて熱を産生してくれるので、体温が上がって、体の水はけがよくなって、引き締まった体形になる」

これが真実。運動によって、女性らしいしなやかなラインがなくなるわけではありません。

NG3 過剰なまでに日焼け対策をする

近年、紫外線に対する警戒が強すぎるような気がします。

外出するときはいつも、顔や腕・足などに日焼け止めクリームをベタベタ塗り、さらに帽子や日傘、UVカットのアーマーやネックカバーなどを身につける、といった具合。神経質な人は、ゴミ出しとか、ほんの数分外に出るだけでも、〝完全武装〟するくらいです。

気持ちはわかります。紫外線による日焼けやシミ、そばかすなどは、美容の大敵ですからね。加えて、蓄積されると皮膚がんや免疫力低下などを招くとも言われています。健康への悪影響を考えると、警戒したくもなるでしょう。

けれども、そんなに敵視する必要はありません。というより、紫外線には「皮膚でビタミンDを生成する」という大切な役割があるので、一日に少なくとも十分から三十分程度は浴びたほうがいいくらいなのです。

ビタミンDには、カルシウムのバランスを整えるのを手伝う、骨の健康を保つ、などの働きがあります。最近では、免疫力向上やがん・糖尿病にも有効であるという報告もされています。

そのビタミンDは食べ物からとることもできますが、日光を浴びて紫外線につくってもらう方法も取り入れるべきでしょう。

もちろん海水浴や庭作業などで、長時間強い日差しを浴びるときは、紫外線から肌を守ってあげる必要がありますが、ちょっとした外出程度なら、むしろ〝日光浴〟をしたほうがいいのです。

それに日焼け止めクリームは、要注意です。肌を守っているつもりでいて、逆にクリームの成分で肌の状態を悪くする場合もあります。いまは化粧品の多くに日焼け止め成分が含まれていますから、下手するとつけ過ぎになります。つけるとしても短時間に留めるのが無難です。

ちなみに、日光をたくさん浴びてもシミにならない人がいますよね？　逆に、そんなに浴びてないのに、すぐにシミができてしまう人もいます。

何が違うのでしょうか？

体質の違いもありますが、一番大きいのは「代謝力」です。

シミは、メラニン色素が起こす色素沈着とされています。その色素沈着は代謝が高ければ消えるのです。

メラニン色素をやっつけることよりも、代謝を上げて血行をよくすることのほうがシミ防止には役に立つ、ということです。

しかもメラニン色素も、〝悪者〟というわけではありません。肌にメラニン色素を含む表皮細胞ができることによって、肌が守られている部分もあるのです。

東洋人と違って、白人はこのメラニン色素をつくれないために、ちょっと紫外線を浴びただけで水ぶくれや炎症を起こしたり、最悪の場合は皮膚の奥深くまで紫外線が入り込んでＤＮＡを破壊し、皮膚がんなどになります。

紫外線対策が健康にいいとは限らないことは、これでおわかりいただけますね。

NG4 食事の後に運動するとやせる

「食べてから体を動かすべきか、体を動かしてから食べるべきか」

多くの人が正解は前者、つまり「空腹時よりも食後に運動をしたほうがやせられる」と信じているのではないでしょうか。

けれども実は逆。「ダイエットのため」なら、食事の前、少しおなかが空いているくらいのときに運動をしたほうが効果的です。

なぜなら、運動すると交感神経が働いて、血糖値が上がり、脳の満腹中枢を刺激してくれるから。また食欲を増進するホルモンの働きも抑制されるので、空腹感を覚えにくいのです。

「運動したら、おなかが空く」のではなく、

「運動したら、空腹感が減る」

というのが正解です。

NG5 ストレッチは夜だけ

夜寝る前、もしくはお風呂の前後にストレッチをするというのは、とてもいい習慣です。血のめぐりがよくなって体が温まるし、脂肪の燃焼が促進されてダイエットにも効果的です。

ただ「夜だけ」なら、少々問題アリ。できれば朝もやってください。

朝起きたときって、体がまだ〝活動モード〟に入っていませんよね？　スムーズに体を目覚めさせるためには、ストレッチで筋肉を刺激してあげるのが一番なのです。半分眠っている状態で仕事に出かけても、なかなかエンジンがかかりませんからね。

とはいえ、朝は忙しいと思うので、簡単なストレッチでけっこう。

たとえば起き上がったときに、ベッドやお布団のうえでぐーっと伸びをして、そのまま前後左右に体を曲げ伸ばすなどして、軽い柔軟体操をする。

次に、歯磨きをしながら、太ももやふくらはぎの筋肉を動かす。

さらに着替える前、三分くらいでいいので、肩・腕・背中の筋肉を動かす。

朝晩ベッドストレッチ

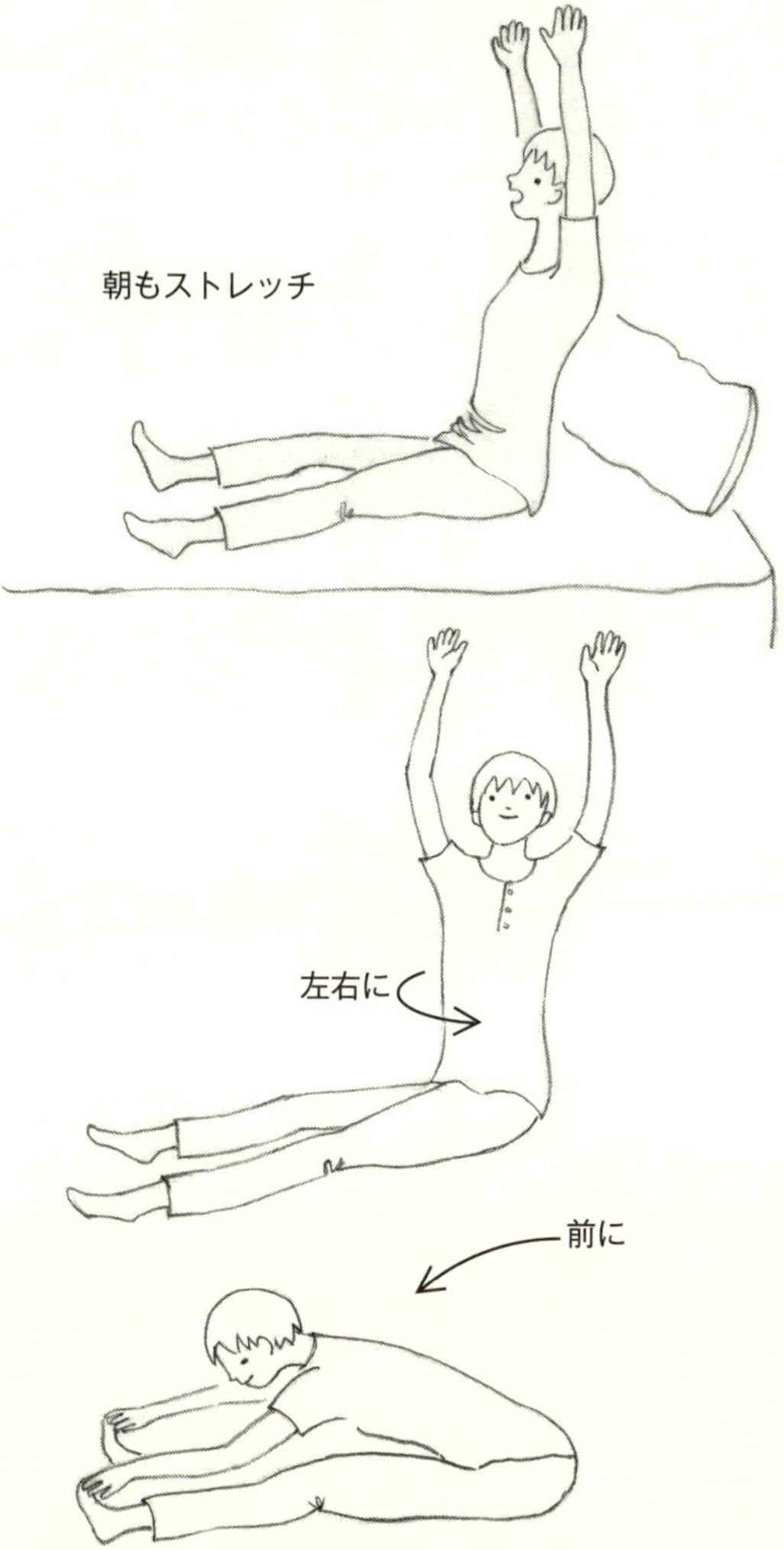

朝晩３分ぐらいでいいので毎日やると血のめぐりがぐっとアップ！

その程度のストレッチで十分です。朝のルーチンをこなしながら体を動かす感じでできるので、お手軽でしょう。

こうして朝・晩二回のストレッチをやれば、一日二十四時間、血のめぐりのよい状態をキープすることができます。

いくつになっても筋肉は発達する

ここまでのまとめとして、筋肉の七つの役割を羅列しておきましょう。

・体温を上げる
・基礎代謝を上げる
・血糖値を下げる

・血圧を安定させる
・骨を丈夫にする
・むくみをとる
・ストレスに強くなる

どれも年を重ねるにつれて、衰えていくと思い込んでいませんでしたか？

それは大きな勘違い。毎日、ある程度の運動をして、筋肉量を増やしておけば、これら七つの衰えとは無縁でいられます。

「そうは言っても、年齢とともに筋肉だって衰えるんじゃないの？」

と思っている人は多いかもしれませんね。

これも大きな勘違い。筋肉というのは、動かしてさえいれば、いくつになっても発達するのです。

それも激しい運動でなくてもＯＫ。毎日、少しずつ暮らしのなかに取り入れればいいのです。

基本は「有酸素運動×無酸素運動」――。

「有酸素運動」とは、ウォーキングやジョギング、マラソン、水泳、自転車など、呼吸によって酸素を十分に取り込みながら行うもの。息が切れて、ちょっとハァハァします。

一方、「無酸素運動」とは、息をぐっと詰めて、短時間に筋力を集中して使う運動のこと。腕立て伏せや腹筋、ダンベルなどの筋肉トレーニングや、短距離走などがあります。

これら二種類の運動を組み合わせると、健康的でキレイな体をつくることができます。効果的なのは、無酸素運動の後に有酸素運動を行うことです。

無酸素運動をすると、数分で成長ホルモンが分泌され、脂肪を脂肪酸に変えます。この脂肪酸を、有酸素運動で消費します。つまり、脂肪を効率よく燃やせるのです。

逆の順番だと、疲れが残っていることもあって、効果が半減してしまいます。

たとえば「毎日、がんばってウォーキングやジョギングをしているのに、ちっともやせない。体質も改善されない」という人は、事前に筋トレを加えてみてください。

必ず、結果が出ますよ。

「五〜十分の筋トレをした後に、二十〜三十分の有酸素運動をする」というのが、ダイエットに、健康増進に、もっとも結果が出る〝黄金律〟であることを覚えておいてくださいね。

いくつか、手軽にできる運動メニューを紹介しましょう。

仕事や家事の合間にできる「代謝体操」

「さぁ、運動するぞ！」

と意気込むのはすばらしい。

ただ〝気合負け〟しないように、気をつけたいものです。最初からハードなメニューに取り組んだり、きっちりスケジューリングしたりすると、長続きしないからです。

それよりも「仕事や家事の合間、気が向いたときにちょこちょこ動こう」くらいの、ゆるい気持ちでいたほうが長続きします。

運動で一番大切なのは、ハードに鍛えることでも時間でもなく、「毎日のように続けて、習慣化させる」ことなのです。

「ズボラな私にも、これならできる」と思える運動に、気軽に取り組みましょう。

【超カンタン無酸素運動（筋トレ）】

「筋トレ」といっても、必ずしもジムに通う必要はありません。とくに上半身の運動は、仕事や家事の合間、移動中など、隙間時間に簡単にできる運動で十分です。

言ってみれば「ずぼら体操」のようなものですね。

●壁腕立て伏せ

まず、両腕を肩幅よりやや広げて、壁に手をつきます。壁に対して自分の体が四五度くらいの角度になるようにしてください。

あとは、「肘を曲げて胸を壁に近づける　↓　肘を伸ばして元の姿勢に戻る」を繰り返すだけ。一日に数回、気が向いたときに、十〜二十回ほどやるといいでしょう。

●バンザイ運動

両脚を肩幅に開いて立ち、「バンザイ！」をやる要領で、勢いよく腕を上げ下げします。肘と脇腹を伸ばして行うのがポイントです。

この運動はいつでも、どこでもできるので、体を縮めてのデスクワークに疲れたときなどに、適宜、やってください。一日に「十回×五セット」が目安です。

らくちん壁腕立て伏せ

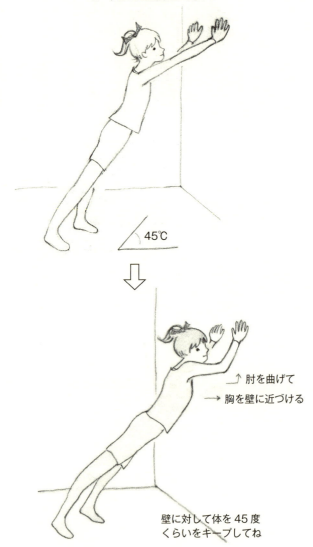

バンザイ運動

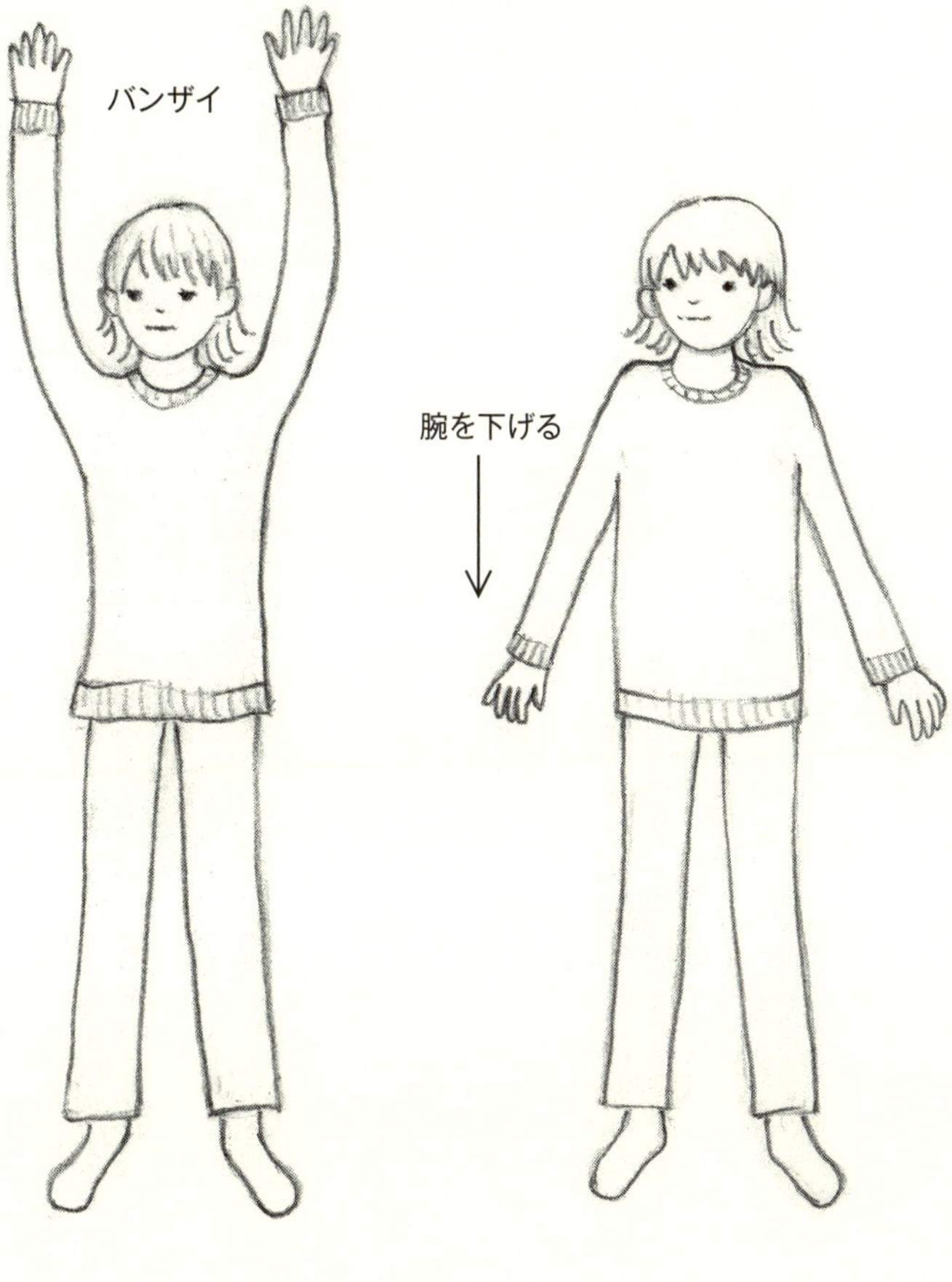

ヒジと脇腹を伸ばしてやってね

腕ぶらぶら運動

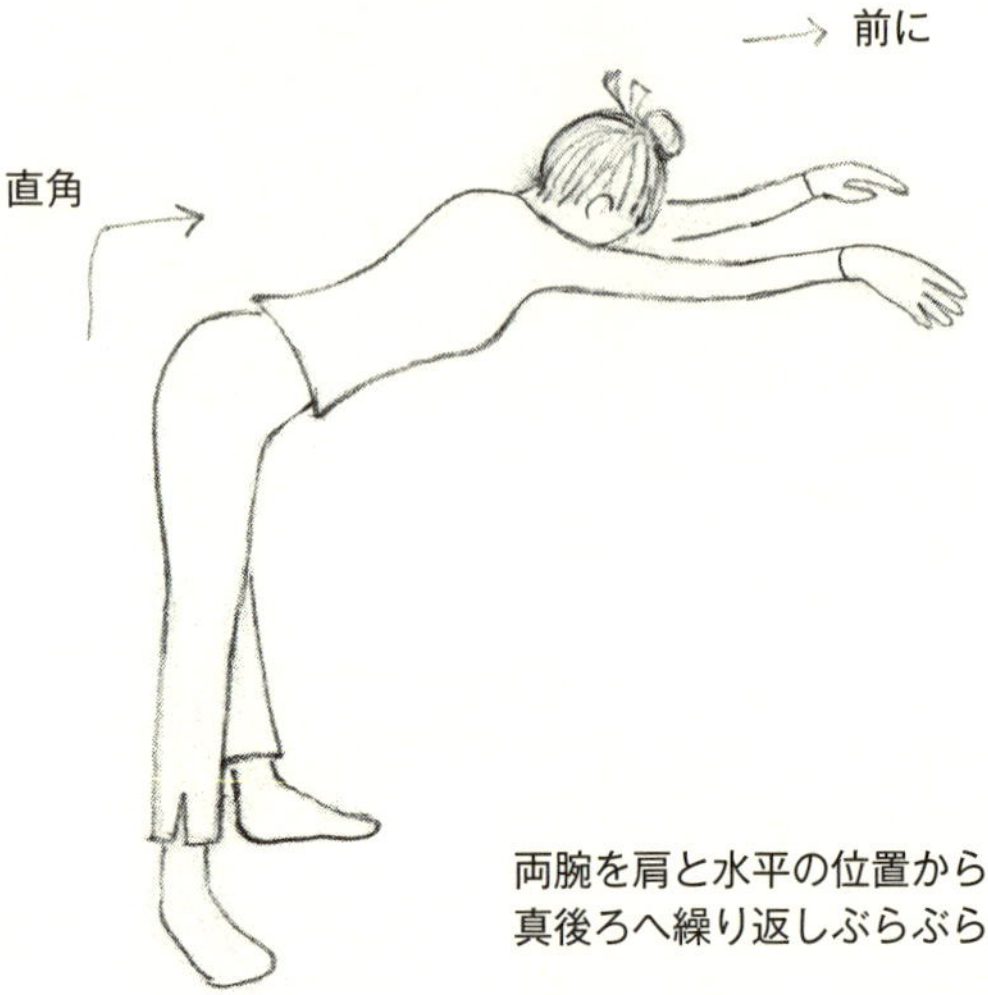

両腕を肩と水平の位置から
真後ろへ繰り返しぶらぶら

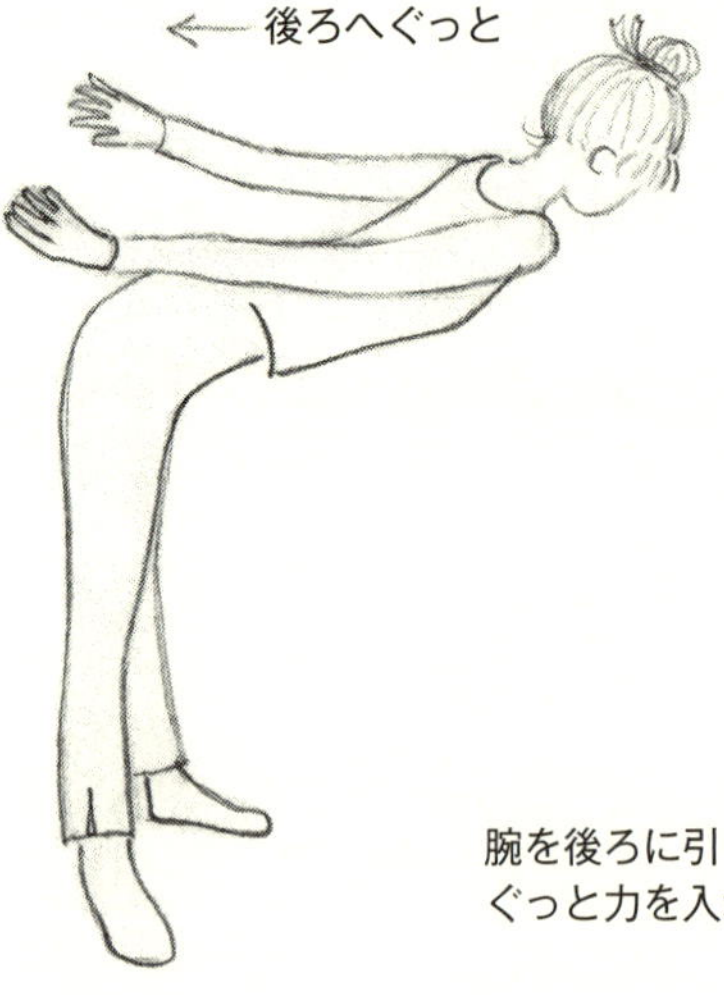

腕を後ろに引くとき
ぐっと力を入れてね

●腕ぶらぶら運動

両脚を肩幅に開いて立ち、上半身を直角に曲げます。その姿勢のまま、両腕を肩と水平の位置から真後ろへ、繰り返しぶらぶらさせます。

腕を後ろに引く際、ぐっと力を入れるのがポイント。肩甲骨がよく動くので、回りの筋肉が柔らかくなり、肩こり・首こりなどを解消することができます。

気が向いたときに、十〜三十回、ぶらぶら動かしてみてください。全身の筋肉がほぐれて、気持ちがいいですよ。

●無理しないスクワット

スクワットは、下半身の筋肉が鍛えられる定番の体操。難しいと感じている方も多いと思いますが、ようは膝の曲げ伸ばし。「ちょっとつらいな」と思うところまでがんばりましょう。毎日続けるうちに、サマになってきます。

らくらくスクワット

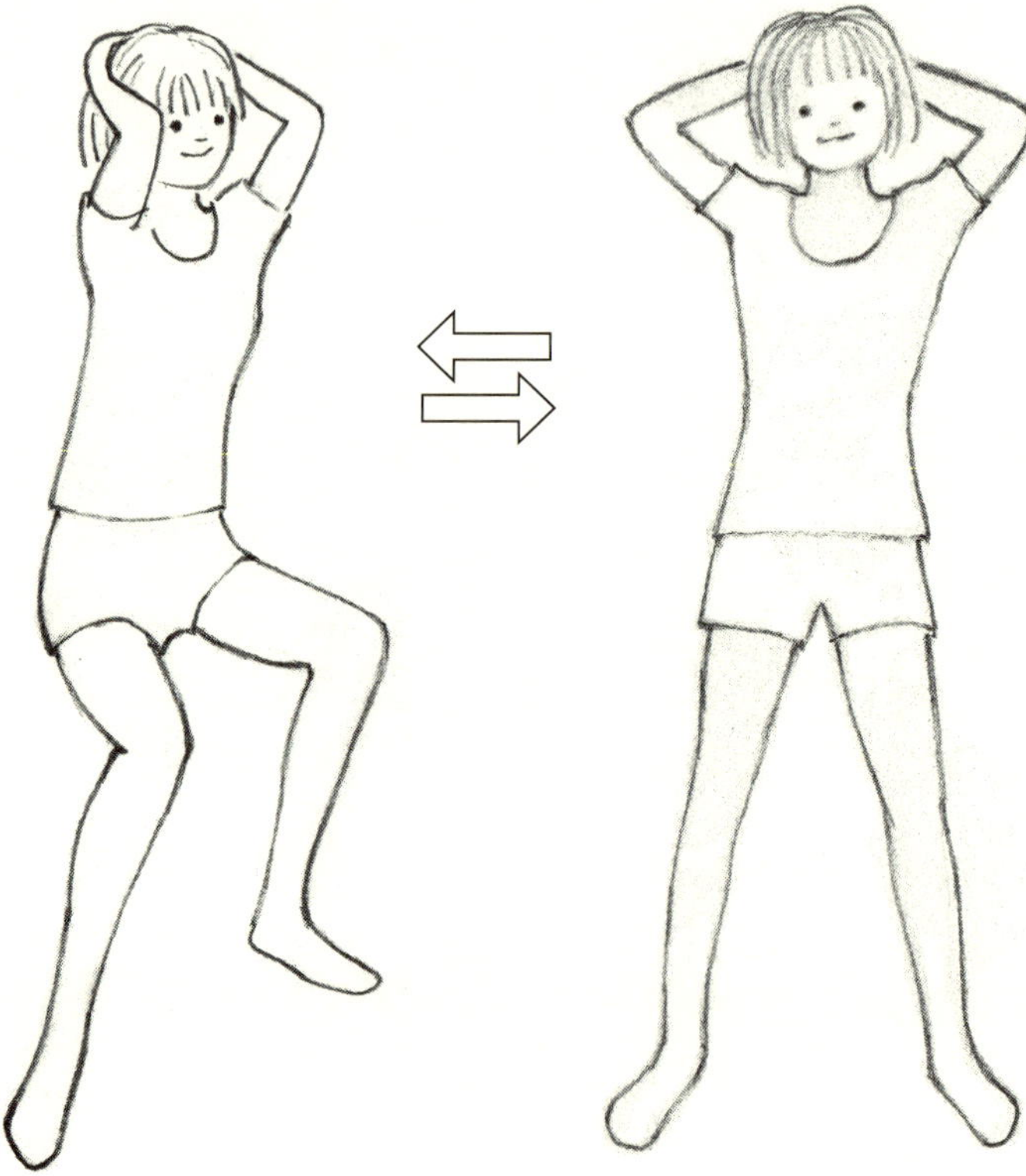

無理せずにやってね。
背筋を伸ばしてやるのがポイント

やり方は、まず両脚を肩幅より広めに開いて立ち、両手を頭の後ろで組みます。背筋を伸ばしたその姿勢から、お尻を垂直に下ろして、ゆっくりと膝を曲げていきます。限界まで曲げたら、あとはゆっくりと膝を伸ばして元の姿勢に戻ればＯＫです。

呼吸は「膝を曲げるときに吸って、伸ばすときに吐く」のが基本ですが、ややこしく感じるようなら、最初は呼吸のことは気にせず行ってください。意識が呼吸に集中し過ぎると、筋肉に負荷をかけるという肝腎の動作がおろそかになりますから。

このスクワットは朝昼晩、十回ずつ、計三十回行うのが理想。昼に時間がとれない人は、朝晩十五回ずつでもいいので、「一日に三十回」を目標にしましょう。

もちろん、毎日続けられるなら、また楽々こなせるなら、五十回でも、百回でも、好きなだけやればなおベターです。最初からムリをせず、段階的に回数を増やしていくといいでしょう。

●楽ちん・もも上げ運動

簡単、筋トレ、もも上げ運動

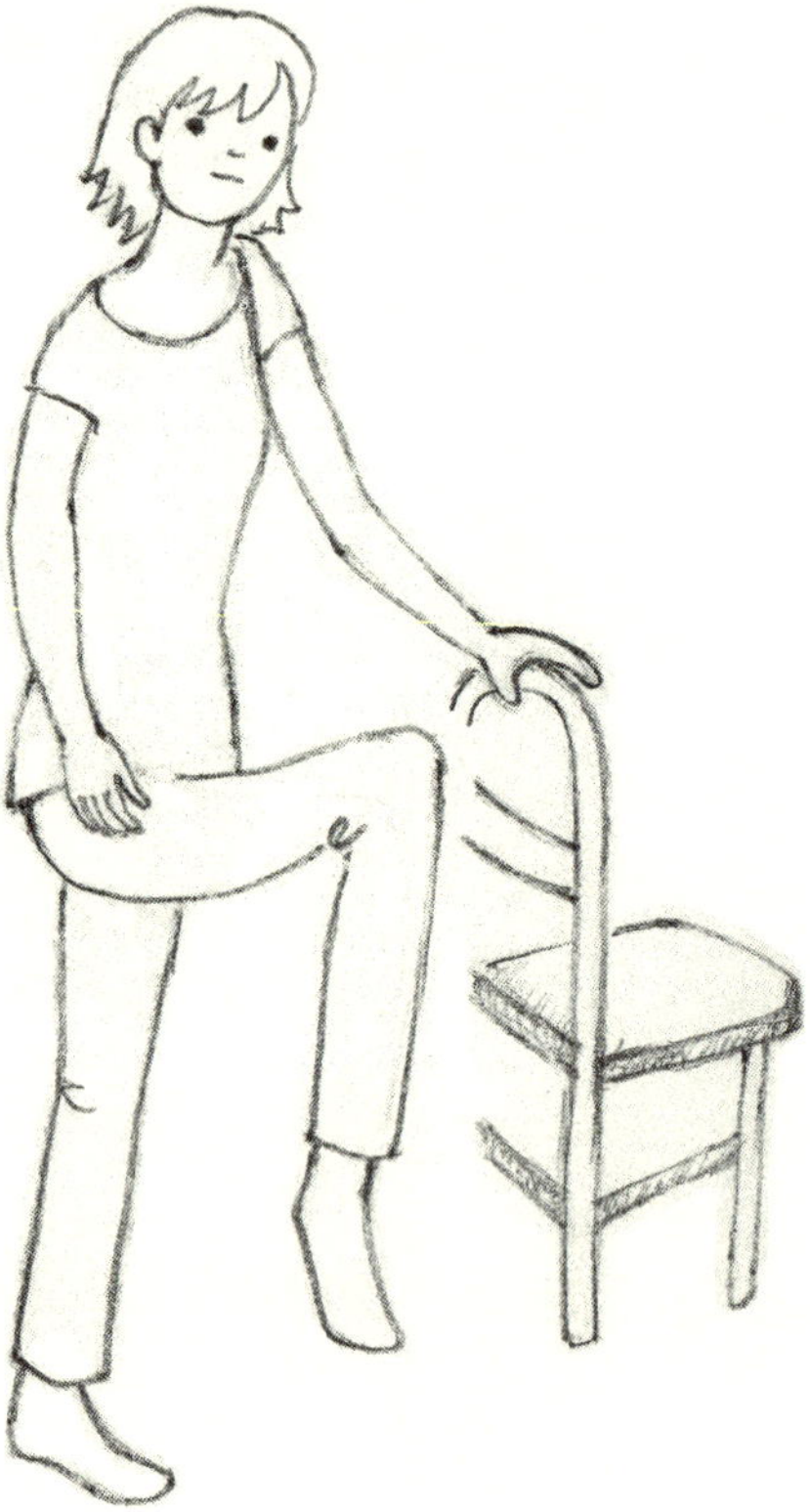

テキトーはダメ。腰に対して直角に上げ、思い切り引き上げる

骨折や脱臼というのは、結局のところ、脚の筋肉がしっかりしていないことから起こります。筋肉が骨のある場所を、ちゃんと守ってくれているのです。

年をとると、大腿骨骨折や股関節脱臼になる女性が多いのも、多くは脚、とりわけ太ももの筋肉が弱っているからです。

その太ももの筋肉を鍛える簡単な筋トレの一つが、「もも上げ運動」です。

やり方は、いたって簡単。背筋をピンと伸ばして、太ももを片方ずつ引き上げるだけです。

ただしテキトーにやってはダメ。前屈みにならないよう注意しながら、腰に対して直角になるくらいまで、思い切り引き上げるのがポイントです。けっこうきついけれど、がんばりましょう。

最初のうち、太ももを上げたときにふらふらするようなら、片手を壁やテーブルにつけて、体を支えてもＯＫです。

左右それぞれ十回、一日に五～十セットを目安に行ってください。特別に時間を取らなくても、たとえばウォーキングのときに「あの角まで、もも上げ体操で歩こう」

というふうにしてもいいでしょう。

●かかとの上げ下げ運動

脚の筋肉が鍛えられる、もっと簡単なのが「かかとの上げ下げ運動」です。両脚を肩幅くらいに開いてまっすぐ立ち、その場でかかとを上げ下げするだけ。これなら、仕事や家事の合間にもできますよね?

たとえばオフィスならコピーをしながら、家事の合間なら料理や片付けをしながら、あるいは移動の電車のなかや信号待ちのときなど、その気になればいくらでも〝筋トレタイム〟を持つことができます。

かかとの上げ下げなんて、実に単純な運動ですが、毎日、五十回ほどもやっていると、脚の筋肉がみるみるしっかりしてきます。

かかとの上げ下げ運動

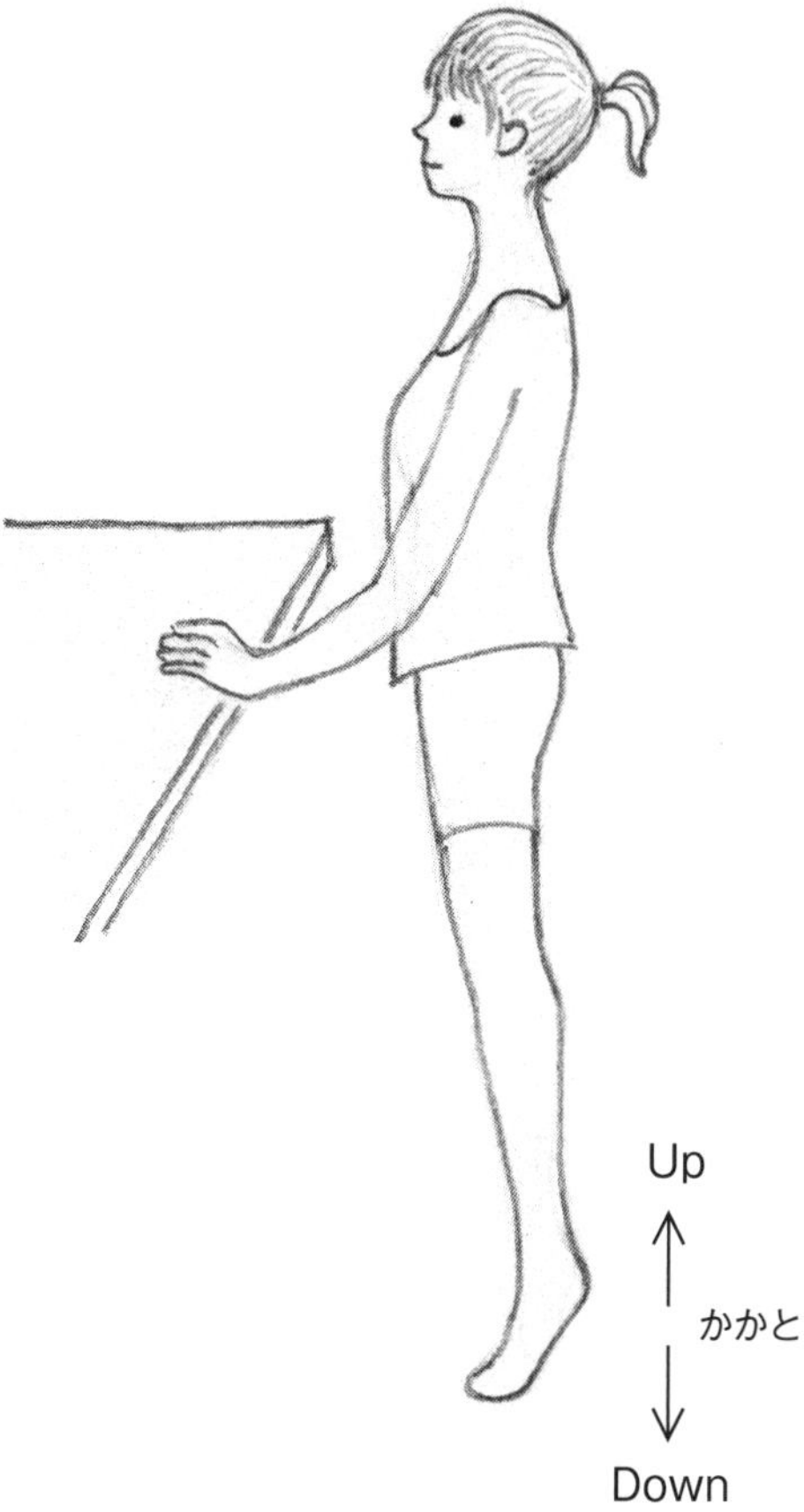

いつでも、どこでも筋トレタイム。
脚の筋肉が大切

●片足立ちフラミンゴ体操

片方の手を壁につけて、片足立ちをすること一分。足を替えてもう一分。これだけで一時間ウォーキングしたのと同じくらいの負荷が得られます。フラミンゴ気分でどうぞ！

【超カンタン有酸素運動】

手軽に取り組めて、しかも脂肪を燃焼する効果のある有酸素運動は、毎日もしくは一日おきに取り入れて欲しいエキササイズメニューです。

ちなみに「歩いたり、走ったりしても、消費カロリーはそれほどでもない」とは、よく言われること。たしかに、その通り。

たとえば体重五十kgの人が、四㎞を三十分、ジョギングした場合、消費カロリーは「体重×時速×時間」で計算して、せいぜい二百㎉。おにぎり一個分に過ぎません。

「だったら、おにぎりを一個ガマンするほうが楽じゃないの」

と思うかもしれませんが、そうでもないのです。

というのも、運動後二十四時間は、ミトコンドリアが増えて、基礎代謝の高い状態がキープされるからです。

基礎代謝が高ければ、消費カロリーは多くなりますよね？

だから最終的には、おにぎり一個をガマンするよりも、有酸素運動をしたほうが消費されるカロリーは大きくなるわけです。

日常的にウォーキングやジョギング、ランニングをする意味は、まさにここにあります。つまり基礎代謝の高い状態がキープされる時間が長くなる分、消費カロリーが増えて、「やせやすく、太りにくい体」になるのです。

あまりムリする必要はありませんが、より効果を高めたいなら、「だらだら歩き」「だらだら走り」を一歩進めて取り組みましょう。

ペースを少し速くしたり、歩幅をちょっと広めにとったりするだけで、運動効果・ダイエット効果はまったく違ってきます。

●ウォーキングは姿勢がポイント

背筋を伸ばして、お尻を引き締めて、まっすぐ前を見て歩きます。この姿勢が大切です。歩幅はやや大きくとって、爪先を進行方向に向けて、かかとから着地する感じで。手を軽く握り、肘を軽く曲げて腕を振ると、いっそう効果的です。

●おしゃべりジョギングでOK

ウォーキングよりも歩幅を広くして、肩の力を抜いてムリのないスピードで走ります。「ウォーキングの延長戦」くらいに考えていただいてけっこう。誰かといっしょに、おしゃべりしながら走れるスピードでOKです。ランニングも一人より二人、三人の仲間と走ったほうが楽しいうえに、〝怠け心〟に負けることもないでしょう。

●ランニングは肩の脱力

ジョギングをスピードアップさせるのがランニング。背筋を伸ばして、肩の力を抜き、あごを引いて、タッタッタッタッと走りましょう。最初は時間も少なめに無理せずはじめて、楽しくを心がけましょう。

これら三つの有酸素運動は、一日に二十〜三十分を目安に、毎日、もしくは一日おきに楽しみましょう。

以上にあげたメニューのほか、ラジオ体操やNHKの「みんなの体操」などもいいですね。この二つはとてもよくできたプログラムですし、左右対称に運動できるので、ぜひ日課として取り入れていただきたいものです。

お悩み解決——運動篇

運動不足だと筋肉量が減り、体のさまざまな不調を招きます。運動を取り入れることで、体調改善に成功した例を二つほど紹介しましょう。

お悩み⑦　更年期障害でホルモン療法を勧められたけれど

五〇代のGさんは、冷えのぼせ、ホットフラッシュ、不眠、イライラなど、まさに典型的な更年期障害に苦しんでいました。

婦人科を受診したところ、ホルモン療法を勧められましたが、副作用に対する恐怖感があって、イシハラクリニックに来院しました。漢方や生活改善で治せるのではないかと期待してのことです。

【解決法】

漢方では、更年期障害の原因を「昇症」――下半身が冷えているために、血流が上半身に昇ってくる症状だと考えます。

Gさんを診察したところ、右の症状のほかに多汗や、水分をたくさんとっているわりには尿が少ない、ときどきめまい・耳鳴りがある、などの不調もあることがわかりました。

これらはいわゆる「水毒」。下半身が水につかっているような状態であるために、昇症を起こしていたのです。

そこで「水分は生姜紅茶をメインにすること」「常に腹巻きを身につけること」「運動・サウナなどで汗をかくこと」「下半身をしっかり動かして、血液を下半身に集めること」の四つを指導しました。

結果、一カ月後の再診では、更年期障害はかなり軽くなった様子。Gさんはさらに、ジム通いを始め、サウナにも定期的に行くようにし、三カ月後には体重も四kg減って、問題の症状はすべて、すっかりなくなりました。

お悩み⑧　血圧と血糖値を薬で正常値に保つのはイヤ

七十代のHさんは、高血圧にして高血糖。血圧は一八〇／一〇〇で、降圧剤を服用していました。また血糖値は、インスリン注射で何とか正常範囲の数値を保っている状態でした。

「薬漬けの生活から解放されたい」

そんな思いから、イシハラクリニックに来院されました。

【解決法】

Hさんを診察したところ、「腎虚《じんきょ》」と「水毒《すいどく》」であることがわかりました。「腎虚」とは、体の衰弱、とくに下半身の衰弱を意味します。

おもな原因は「下半身の筋力不足」と「冷え」です。冷えて代謝が下がっていると、糖分が燃えず、糖尿病になる場合があります。また血糖は筋肉に取り込まれるので筋肉が少ないと糖尿病になりやすくなります。

また冷えて血管が縮むと、血圧が上がります。

Hさんにはその二点をご理解いただき、「とにかく下半身の筋肉をつける」よう指導しました。

あと、漢方薬を二種類——体を温めて水分を排出する効果のある苓桂朮甘湯（リョウケイジュツカントウ）と、足腰の冷えをとる効果のある八味地黄丸（ハチミジオウガン）を処方しました。

このアドバイス通り、Hさんは毎日、一万歩のウォーキングを実行。と同時に、生姜紅茶を飲むようにし、すべての料理に生姜を入れるなど、温めを徹底して実践されました。

すると二カ月後に、血圧と血糖値の数値がぐんとよくなりました。血圧のほうは主治医から「薬を減らしましょう」と言われたくらい。その後、血圧の薬は一番弱いものになり、糖尿病の薬もインスリンから内服薬に変わりました。

さらに半年後には、すべての薬をやめることに成功。念願の「薬漬けの生活」から解放されたのでした。

現在は漢方薬だけ。ほぼ完璧に、体調が回復しています。

5章

体は必ず変わる、うれしい結果を出す十問十答

――すべての答えは「冷えとり」にある

女性に多い不調は「自律神経失調症」と診断されることが多い

頭痛、肩こり、めまい、動悸、息切れ、不安、不眠、イライラ、便秘、下痢……こういった症状は「不定愁訴」と呼ばれます。

平たく言えば、「自覚症状があるのに、特定の病気との関連がはっきりしないもの」。内科や心療内科を受診しても、多くの場合、「原因不明」と診断されます。

だから「処置なし」とばかりに経過観察とされたり、頭痛薬やビタミン剤、胃腸薬、入眠剤など、症状を抑えるための薬を投与されたり。しかし原因がわからないままですから、効果はあっても一時的なもの。完治はあまり期待できません。

加えて、近年増えているのは、「自律神経失調症」という、西洋医学的な病名が与えられることになります。

つまり、意思とは無関係に、血管、内臓、汗腺などの機能を調節している自律神経が乱れている、と判断されるわけです。その診断に基づき、投薬から生活改善まで、さまざまな治療が行われています。

それらが悪いとは言いませんが、漢方とは考え方に根本的な違いがあります。漢方では、不定愁訴の原因はおもに「冷え」「水分のとり過ぎ」「運動不足」にあると考えるので、そこにフォーカスした治療になります。

ここまで述べてきたように、その治療とは「体を温める」「余分な水分を出す」「運動により筋肉量を増やす」こと。生活習慣を改めることが第一歩となる治療です。漢方薬を使う場合も、体を温める効果のあるものを勧めることになります。

ちなみに西洋医学には、末梢の血行をよくするビタミン剤などはありますが、漢方のように体を温める効果のある薬はないんですよ。

ともあれ、私が副院長を務めるイシハラクリニックには、不定愁訴に悩む女性たちがたくさんやってきます。なかでも多いのが、自律神経失調症などと診断・治療され、いっこうに体調が改善されず、「納得がゆかない」と感じたり、投薬治療に不安を感じたりした人たちです。

最近は漢方に対する理解が深まってきたこともあり、治療の選択肢に漢方を選ばれる女性が増えていることを実感しています。

そして、大多数の女性たちが、当院のアドバイスにしたがって、本気で生活習慣の改善に努めた結果、数カ月でみるみる元気になっていきます。

十大不定愁訴のお悩みを解決！

そういった経験を踏まえて、本章では、女性に多い十の悩みにお答えしましょう。

解決① 頭痛の原因は上半身の冷え

頭痛があると、何もやる気になれませんよね。いわゆる〝頭痛持ち〟の女性は、どこかで「あー、またいつものあの頭痛」とあきらめているのではないでしょうか。市販の頭痛薬で痛みを緩和しながら、目の前の仕事・家事に取り組んでいる方も、少なくないと推察します。

けれども〝いつものあの頭痛〟には、明かに原因があります。考えられるのは、おもに二つ。一つは、肩から首にかけての血行が悪くなっていること。もう一つは、脳内の血管が拡張していることです。

いずれも、その一番の根本原因は「冷え」なのです。

全身の血流をよくするためには、やはり下半身の冷えを改善する必要があるからです。

「下半身が冷える　↓　上半身に血が集まる　↓　頭痛を引き起こす」

というのが、「頭痛の方程式」でもあるのです。

あと体内に余分な水がたまって冷えを誘発し、頭痛になることもあります。その典型が二日酔い。頭がガンガンして、とてもつらいものです。お酒を飲むときは、前と後に水分をしっかり排出させましょう。多少は頭痛が軽減されます。

いずれの場合も、「どうしても痛みを抑えなければいけない」ときを除いて、鎮痛剤はなるべく服用しないことも大切です。

一時的に痛みを抑えることはできますが、頭痛のたびに飲んでいると、やがて効かなくなってきます。しかも鎮痛剤は「解熱鎮痛剤」なので、「解熱=体を冷す」ので、〝頭痛の連鎖〟を起こす原因になる場合だってあります。

極力、鎮痛剤を飲まずに、冷えとり・水とりを十分にして、ふだんから「頭痛になりにくい体」をつくることに努めましょう。

解決② 血流やリンパの流れの停滞が肩こり・首こりを招く

オフィスではＰＣ作業、空き時間はいつもスマホとにらめっこ。現代人の多くは、長時間同じ姿勢をとり続けています。だからでしょう、暇さえあれば、「あー、肩がこった。首がこった」と言って、首の骨をポキポキさせながら、ぐるぐる頭を回している女性が多いのは。

同じ姿勢を続けざるをえないのなら、一時間おきに、思い切り腕を伸ばしてバンザイをしたり、肩を回したりなどして、肩と首の筋肉をほぐしてあげるといいでしょう。

また頭痛と同じで、肩こり・首こりも上半身の血流の悪さも原因になります。体が冷えると、血流やリンパの流れが停滞してしまうのです。

体が冷えないように、また水分をとり過ぎないようにしないと、いつまでも「こり」から解放されません。そればかりか、「たかが肩こり」と軽く考えていると、やがて首が動かせなくなったり、腕が上がらなくなったりすることもあります。血流の改善を心がけてくださいね。

解決③ 低体温と脳の興奮状態が睡眠を妨げる

「ＰＣとスマホで目と脳が刺激されて、脳が興奮状態にある」

「頭だけが疲れて、体がまったく疲れていない」

それは、現代人に多い「不眠」の二大原因と言っていいでしょう。

まず脳の興奮を解いてあげるには、寝る前にお風呂に入って体を温め、心身をリラックスさせることが大切です。

「お風呂タイムになったら、ＰＣ＆スマホタイムは終了させる」ことを、毎日の行動の鉄則としましょう。

リラックスにいい私のお気に入りグッズの一つに、シナモンスティックがあります。これを枕元に置いて眠ると、気持ち良く眠りに入れますよ。

「眠りに入りやすいのは、体の中心の温度がさがったとき」とされています。手足も体の中心も冷えていると、それ以上体温を下げられませんよね？　だから、眠くならない、という部分もあります。

二つ目の「体が疲れていない」については、生活に運動を取り入れることで解決できます。

忙しくてその時間が取れない人は、せめて「通勤時に一駅分歩く」とか、「駅やビルで上階に上がるときは、エスカレーターではなく階段を利用する」「移動時の電車なかでは立って、かかとの上げ下げ運動をする」など、工夫してください。

解決④　めまい・耳鳴りは「水毒」の典型的症状

耳の奥には、三半規管と蝸牛管があります。三半規管は平衡感覚を、蝸牛管は聴覚を司ります。

ここを満たしているのがリンパ液。めまい・耳鳴りというのは、このリンパ液が多くなりすぎると起こります。漢方のいう「水毒」の典型的症状なのです。

めまいは吐き気をともなうことがよくありますね？　あれは、体内の水分量を減らそうとする、体の自然な反応なのです。

改善するには、やはり体内から余分な水分を減らすことがポイントになります。生姜や小豆など、利尿作用の高い陽性食品をとりましょう。

また汗で余分な水分を排出するのも効果的。生活のなかに運動やサウナ、岩盤浴などを取り入れてくださいね。

もちろん上半身に血流が滞っている状態でもあるので、体を温めることは基本中の基本ですよ。

解決⑤ 水分過多がアレルギーを招く

花粉症をはじめとするアレルギー反応は、言い換えれば、体内の余分な水分を出そうとするために起こるものです。

体内にアレルギー物質が入ってくると、それを水分とともに外に出そうとします。つまり、余分な水分を出して体を温め、免疫力を正常化しようとするわけです。人間の体って、よくできてますよね？

それをくしゃみや鼻水で行うのがアレルギー性鼻炎、涙で行うのがアレルギー性結膜炎。また皮膚を通して行うのが、湿疹、蕁麻疹《じんましん》、アトピーなど。

西洋医学では、そういったアレルギーの治療に抗ヒスタミン剤などの体を冷す薬を使うのが一般です。でも一時的にアレルギー反応を抑えるだけなので、多くの場合、たびたび再発してしまうのです。

それよりも根本から治したほうがいいでしょう？　そのためには摂取する水分を減らして、尿や汗による排出を増やすことあるのみ。

よくアトピー治療などで「汗をかいてはダメ」と言われますが、とんでもない！　どんどん汗をかいたほうがいいのです。アトピー皮膚炎の患者さんはみんな揃って同じことを言います。「中途半端にかく汗が一番かゆい、サウナや岩盤浴で思いっきりかくとかゆみが治まる」です。

アレルギー反応が出ている間は、汗をかくのは苦痛でしょうけど、〝温め生活〟を続ければ、やがて自然におさまっていきます。

解決⑥　生理痛・生理不順は血行不良から起こる

生理のトラブルのある人のおなかをさわると、決まってひんやりしています。おなかが冷えているのです。

そうすると、下腹部の血行が悪くなるうえに、卵巣の働きが悪くなり女性ホルモンの分泌が乱れます。そうして生理痛・生理痛をはじめとする婦人科系の病気を引き起こすことになります。

ですから女性は、ふだんからとくに下腹部を温めることが必要です。腹巻きを身につけるのはもちろんのこと、使い捨てカイロを使うなどして、おなかの下にある子宮・卵巣の血行をよくしましょう。

あとは、お風呂に入ることですね。生理中は入浴を避ける人がいますが、それは逆効果。大衆浴場などではなくご自宅のお風呂でしたら衛生面や人目が気にならないと思います。生理中こそ湯船につかって、血流をよくし、子宮・卵巣の働きをたかめたほうがいいのです。それが、生理不順や子宮筋腫、子宮内膜症など、子宮の病気の予防にもつながります。

解決⑦ 血行が悪いと妊娠しにくい

「なかなか妊娠しない」ことから、不妊治療をするべきか否かで悩む女性たちが増えているようです。

その決断をする前に一度、〝温め妊活〟をしてみることをオススメします。

というのも、妊娠にしにくい女性は往々にして、血液の流れが悪かったり、滞っている部分があったりするからです。下半身の血行が悪く、子宮や卵巣などの臓器の働きが鈍ってしまうわけです。

それはつまり、漢方でいう「瘀血」の状態。下半身が冷えると、その「瘀血」になりやすく、子宮筋腫や卵巣嚢腫、卵巣チョコレート嚢胞などのトラブルを招き、さらには不妊の原因にもなってしまうのです。

とくに女性は筋肉量が少ないため、冷えて体に水をためやすく、血行も悪くなりがち。体を温めるだけではなく、運動をして下半身の筋力を鍛えることも必要でしょう。

腹巻き、入浴、運動、生姜紅茶は、〝妊活〟の必須アイテムでもあるのです。

解決⑧ 便秘も下痢も腸の冷えが問題

「もう一週間もお通じがないの。おなかがパンパンに張って気持ち悪い」

そんな声をよく聞きます。そのくらい便秘に悩む女性は多いのです。

かと思うと、「便秘ではないけれど、すぐにおなかをこわして、下痢をする」とか、「便秘しては下痢、また便秘になって下痢、ということの繰り返し」といった悩みを抱える女性たちも少なくありません。

いずれにせよ、根本的な原因は冷えにあります。おなかを温めて「腸内環境」をよくすることが問題解決の早道でしょう。

食べ物については、便秘のときは排泄を促す人参りんごジュースや、腸内環境を整える効果のある発酵食品がオススメ。また下痢のときは、濃い目のみそ汁や、前に紹介した梅醤番茶などを飲み、胃腸を温めながら塩分と水分を補うようにするといいでしょう。

もう一つ、便通をよくするマッサージを紹介しておきましょう。

まず両手を腰に。このとき、親指を背中に、あとの四本の指をおなかに置きます。その状態で指に軽く力を入れて、両脇をもみます。

次に片手の手の平をおなかに当て、おへそから時計回りに、「の」の字を書くように動かします。

さらに指先に少し力を入れて二〜三分、よくもみほぐします。

朝起きたときにこのマッサージを行うと、便意を促します。ぜひ、お試しあれ。

解決⑨ うつは冷えの病《やまい》

心と冷えの間にも、深い関係があります。漢方ではうつを、「心の病」ではなく「冷えの病」と捉えているのです。

実際、寒い地方や日照時間の短い地域に住む人には、うつが多いようです。温暖な地に暮らす人だって、冬の寒い時期は気分が鬱屈しがちですよね？

そういった寒暖の差は、体の冷えと関係しますから、気分を上げるためには体温を上げる生活を心がけるのが、一つの解決策につながります。

何となくやる気が出ないとき、イライラするとき、気分が落ち込むときなどはとくに、体を動かすことが大切です。運動＋αとして、カラオケで踊って歌ったり、お笑い番組やコメディを見て笑ったりすることもストレス解消になります。

解決⑩ 肌荒れは皮膚からの〝毒出し反応〟

体内から老廃物や余分な栄養を排出しようとする反応、それを漢方では「肌あれ」と捉えます。

乾燥肌も敏感肌も、ニキビ・吹き出物・湿疹・アトピーなどのあらゆる皮膚トラブルも、原因はそこにあるのです。

みなさんにも「チョコを食べ過ぎたら、プチプチッとニキビができた」とか「便秘をすると、吹き出物ができるなどして肌が荒れる」といった経験がありますよね？

それは体が備えているある種の〝毒出し反応〟なのです。

だから栄養過多になるほどの食べ過ぎはダメ。汗をかかないのもダメ。体を冷すのもダメ。お肌のためには、細胞が必要とする適度な水分、栄養、酸素が行き渡るよう、キレイな血液を全身に循環させることが大切です。

スキンケア商品に頼るよりも、そのほうがずっとすべすべ、つるつる、しっとりの美肌が手に入ります。

ただし保湿ケアだけはしっかり行うことがオススメです。

たとえば入浴。湯船につかると、それだけで体が温まって血行が促進されるし、肌の代謝もよくなります。ところが、浴室を出た瞬間から、ものすごいスピードで肌が乾燥していきます。

保湿ケアをしないままだと、入浴前よりも水分量が減る「過乾燥」の状態になってしまうのです。

なぜなら、入浴すると肌に水分が浸透して角層が膨らみ、一時的に潤った状態になるものの、お湯で皮脂やＮＨＦという天然保湿因子、角層細胞間脂質など、肌に本来備わっている保湿物質が流出してしまうからです。そうなる前に、肌の乾燥を止めてあげなくてはいけません。

保湿ケアをするまでのタイムリミットは十分――。

これにはちゃんと、エビデンスがあります。一般財団法人健康開発財団・温泉化学研究所が、入浴可能な健康に問題のない二〇～四〇代の女性十四名を対象に行った実験によると、

「お風呂から出て十分後までは入浴前より皮膚水分量は多く、以後、入浴前と同程度まで低下し、三十分後、六十分後には入浴前を下回る」

ということがわかりました。

どうですか、保湿ケアを後回しにして、髪を乾かしたり、テレビを見たり、雑用をしたりしている場合ではありませんよね？

私がオススメしたいベストな保湿ケアは、入浴中に〝保湿パック〟をすること。保湿成分をたっぷり含んだマスクや、泡パック状のものなどを利用するといいでしょう。

同財団の実験では、

「入浴中に保湿化粧品を塗布した人たちのほうが、何も塗布しなかった人たちより、入浴後の皮膚水分量が倍近く高い」

ことも検証されています。

また〝お風呂保湿〟をすると、入浴後六十分後まで、入浴前の肌水分量をキープできるそうです。

いまは、若い女性を中心にシャワー派が増え、お風呂離れが進んでいるようです。でもお肌を体の内側から整えるのに、入浴は欠かせません。

「素肌美人はお風呂がつくる」

ことをよく覚えておいてくださいね。

もちろん、お風呂は女性の大敵・冷えを防ぐうえでも重要。毎日、しっかり湯船につかるようにしましょう。

以上、女性に多い体の十の悩みについて述べてきました。これらはそのまま、ダイエットにもつながります。

もうおわかりですね？　すべての答えは「水とり」「冷えとり」にあるのです。これを「美ボディとあらゆる体調不良を改善する妙薬」と捉え、健康ライフを実践しましょう。

みなさんが真の健康を手に入れることを願っています。

おわりに――「真の健康の輪」を世界に広げたい

私には一つ、夢があります。それは、

「父から娘である私、そして二人の娘と、三代に渡って、自然療法ならびに漢方を中心とする医療を受け継ぎ、世界へと広めていく」

ことです。

父、石原結實は、スイスの自然療法病院「B・ベンナー・クリニック」で難病・奇病を治す自然療法を学びました。そして帰国後、イシハラクリニックを開設するとともに、伊豆に人参りんごジュース断食・玄米食・温泉などで健康を増進する「ヒポクラティック・サナトリウム」を開きました。

一方で、テレビ出演や講演会、著書などを通じて、人々の健康をサポートするための情報を発信しています。

私は、父の活動をさらに日本全国に広げていこうとがんばっています。

次に視野に入れているのが世界です。

娘たちはまだ小さいけれど、父娘と同じ医療の道に進んで欲しいと、いまからもう聴診器や注射器などを持たせて、遊びのなかで医療を学ばせています。

加えて、彼女たちは父、つまり私の夫がアメリカで育ったバイリンガルであることもあって、完璧なバイリンガル。英語力を駆使して、世界を舞台に父や私がやってきた自然療法に関する情報発信活動に取り組んでもらいたいのです。

娘たちに〝その気〟になってもらえるよう、私も英語での講演に積極的に取り組んでいきたいと思っています。

医療界にはいまや、西洋医学だけではカバーできない医療がある、という考えが浸透しています。日本のみならずアジア、欧米にも、自然療法や漢方を受け入れる素地はある。私はそう踏んでいます。

私たち石原家三代の願いは、世界中の人々が「真の健康」を手に入れること。その

手段として、今後も、

「生姜紅茶」

「人参りんごジュース」

「体温め」

「少食」

「運動」

の五つを柱とする健康法を、深く、広く、繰り返し伝えていきたいと思っています。

本書がみなさんの健康増進のお役に立てれば、これほど幸せなことはありません。

体のどこにも不調がないことこそが「真の健康」。そこをゴールにしていきましょう。

二〇一八年十一月

イシハラクリニック副院長　石原新菜

著者紹介

石原　新菜（いしはら にいな）

医師・イシハラクリニック副院長。ヒポクラティックサナトリウム副施設長。

1980年、長崎県生まれ。小学校2年生までスイスで過ごし、その後、高校卒業まで静岡県伊東市で育つ。2006年3月帝京大学医学部卒業後、同大学病院の研修医となる。父・石原結實のクリニックで主に漢方医学、自然療法、食事療法により、さまざまな病気の治療にあたっている。女性ならではの女子の健康問題のわかりやすい医学解説と、親しみやすい人柄で、講演、テレビ、ラジオ、執筆活動と幅広く活躍中。著書に13万部を超えるベストセラーとなった『病気にならない蒸し生姜健康法』をはじめ、『「体を温める」と子どもは病気にならない』、『やせる、不調が消える 読む 冷えとり』他、ダイエットや女性の冷えを治す著書も多数。韓国、香港、台湾、ベトナムでも翻訳され出版されている。本書では、“肥満の原因は冷え太り”を自らの経験をもとに克服した、とっておきの方法を初公開した。日本内科学会会員。日本東洋医学会会員。日本温泉気候物理医学会会員。二児の母。

カバーデザイン・熊谷博人
本文デザイン・ハッシィ
本文イラスト・MIRICO
カバー本文写真・尾嶋 敦

体《からだ》は冷《ひ》えるから太《ふと》る

2019年 1月17日　第1刷発行

著　者　石原《いしはら》 新菜《にいな》

発行者　尾 嶋 四 朗

発行所　株式会社 青 萠 堂

〒162-0808　東京都新宿区天神町13番地
Tel 03-3260-3016
Fax 03-3260-3295

印刷／製本　中央精版印刷株式会社

ISBN978-4-908273-14-8 C0047

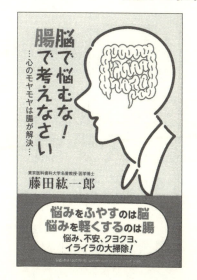

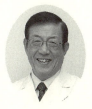